explore

過敏，
先認識再根治

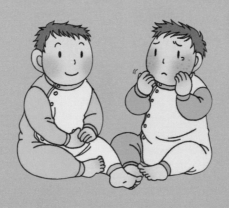

瑞昇文化

前　言

　　在我們身邊存在著非常多過敏原（造成過敏性疾病原因的物質）。

　　攝取或接觸過敏原後出現各種症狀，經過詳細追究原因，才知到原來是由過敏性物質造成的。而過敏原因除了隨著季節飛舞的花粉外，還有食物或屋塵（家塵）及寵物的毛等等，種類實際上非常多樣。

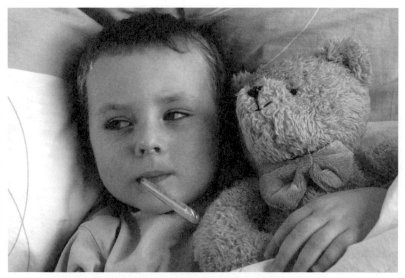

©Joanna Zielinska-Fotolia.com

然而，並不是所有人都會對某一過敏原產生反應。個人的體質、生活環境、季節以及過敏發作的原因齊全，或是歸咎於運氣不好而發作等，各種條件都具備後，過敏才發作的案例是很多的。

　　與過敏此一疾病的戰鬥，在治療上除了需要患者本身的努力之外，也需要家族及周遭全體的協力，更要做好心理準備這會是一條漫長而險峻的道路。

　　在小兒過敏性疾病治療方面，小朋友與疾病的戰鬥，跟免疫力強且體力足夠的成人完全不能相比。而家屬在面對過敏此疾病時也吃盡苦頭，類似的例子時有所聞。

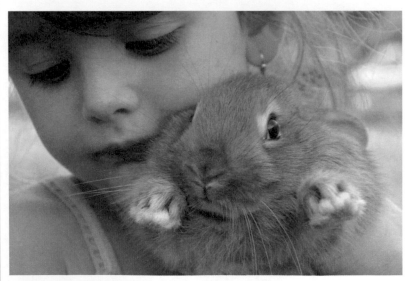

©cynoclub-Fotolia.com

　　本書由過敏權威醫師、在治療過敏上成就斐然的「用賀過敏診所」永倉俊和院長，以醫療前線的醫師立場，介紹過敏共通的基本發作機制，以及現今醫療上的治療方法。

　　每天傾聽飽受過敏所苦患者的心聲，並在官方網站上接受各種詢問的永倉醫師，針對治療時相關的必要知識、資訊以及心理建設，都以淺顯易懂的方式說明。若本書能對正在治療過敏的患者，以及在患者身旁協力的家屬有所幫助的話，我們會感到十分榮幸。

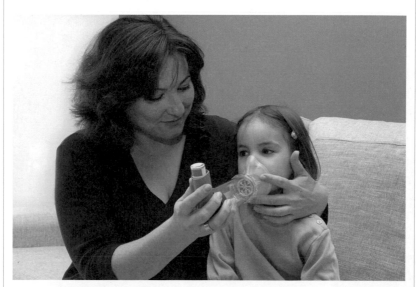

©xavier gallego morell-Fotolia.com

CONTENTS

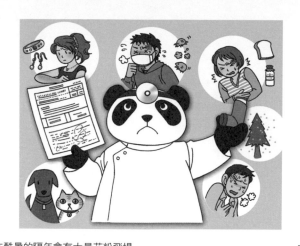

CONTENTS

第1章

現代
過敏的情況

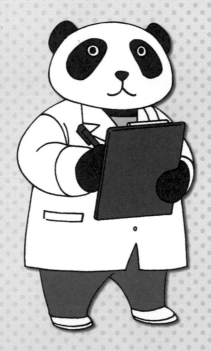

造成過敏的原因（過敏原）以及過敏的症狀非常多。本章介紹現今
社會中與過敏相關的資訊，例如實際上過敏的原因是什麼、以及患
者數量是否會持續增加等等。

什麼是過敏呢？

大家一聽到「過敏」，腦中是不是就會浮現出全身發癢、起濕疹的人呢？最近患有花粉症的人變多了，一到春天狂打噴嚏、整天擤鼻涕或是口罩不離身的人總是特別引人注目。有的媽媽因為小孩吃了蛋會使濕疹惡化，因此完全不讓小朋友碰蛋製品。也有人小時候雖然一度治好了小兒氣喘，但是成人時期卻又再度發作。有人吃了鯖魚會引起蕁麻疹。此外，也有一些人即使長大之後，兒童時期的皮膚炎仍然無法治癒。

此外，長期配戴飾品而造成皮膚發炎、服用抗生劑而使皮膚冒出小疱、貼了陣痛貼布反而起疹子發癢等各種不同的症狀，也時有所聞。

上述例子中的人，可以說一定是過敏體質者，或極有可能是過敏體質的人。

「花粉症」當然是因花粉而引起的過敏。吃了蛋以後腹瀉，則可能是對特定食物有所反應的「食物過敏」。而不管是「支氣管氣喘」、「蕁麻疹」，或是「皮膚炎（異位性皮膚炎）」都屬於過敏。飾品引起的皮膚發炎，可能是肌膚與金屬物接觸而造成的「金屬過敏」。而服用藥物或使用貼布後而引起的疹子，則可能是「藥物過敏」。

各式各樣過敏反應的症狀

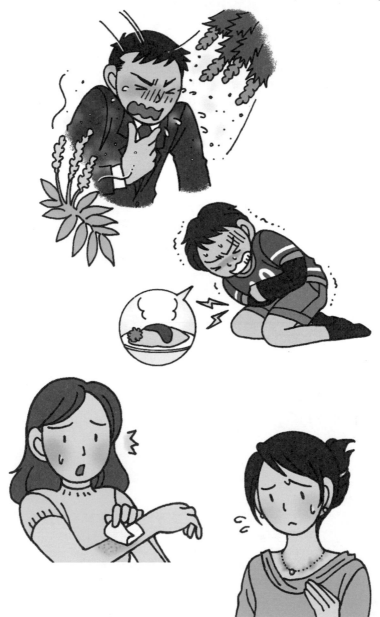

代表性的過敏原（引起過敏的原因物質）種類①

（1）居住環境

●塵蟎（粉蟎、歐州室塵蟎）

大量存在於家中的地毯、布製沙發等。種類可分為歐州室塵蟎（屋塵蟎）及粉蟎等。其糞便或屍骸會造成過敏（※並非吸血性塵蟎）。尤以冷氣機等空調運作時完全密閉的房間，是塵蟎最易大量寄生的所在。

●搖蚊

幼蟲孕育於污染的河川或湖沼中，並大量滋生。其屍體成為垃圾在空中飄浮，成為過敏原。

●黴菌

青黴菌和紅麵包黴菌等菌的胞子在室內漂浮，成為過敏原。黴菌與蟎一樣，容易在溫度及濕度皆高的密閉空間內繁殖。如同念珠球菌一般，也會直接刺激皮膚與黏膜。黴菌也是造成氣喘的原因。黴菌常見於洗臉台或容易結露的衣櫃壁面。新建大樓的一樓長年下來由於容易累積濕氣，必須多加注意。

●化學物質

近來特別受到關注。通稱「化學物質過敏症」。一般認為製品中若含有甲醛或是氯乙烯，會造成過敏。

●植物

漆樹、櫻草、蕁麻、秋牡丹、沈丁花、櫨樹、銀杏等的葉和莖、樹液等，會造成過敏。蔬菜中如芹菜或萵苣，對栽培業者也可能造成接觸性抗原。

●金屬

鎳、鈷、鉻、水銀與皮膚接觸後，汗等會使金屬氧化而進入體內，引起過敏。尤其是飾品或錶等鍍金物中，含有大量鎳及鈷。

●化妝品（染髮劑）

化妝品、染髮劑、洗髮乳或潤絲精等所含的香料、色素或添加物等，可使皮膚產生發癢或起疹子、黑點等過敏症狀。

●尼龍纖維

尼龍或合成纖維的內衣可能使皮膚發炎、紅腫發癢。而常用於衣服洗淨的柔軟劑、漂白劑或使衣服不易褪色的處理劑等，也會造成過敏。

出處：日本用賀過敏診所公式網站 http://yg-allergy.com/

●橡膠（乳膠）

如橡膠手套、蛙鏡、鞋子等。橡膠本身，或是使用於橡膠製品上的老化防止劑，都可以是過敏原。會造成起疹子或黑點的過敏症狀。

●細菌、病毒

藉由空氣中的傳播或是實際接觸，而進入體內的各種細菌和病毒，都是過敏原的一種。（例如金黃色葡萄球菌）

●異種血清

破傷風等血清療法中使用的治療血清裡，含有牛血清蛋白等異種血清蛋白，由此過敏原引起的蕁麻疹、關節炎或神經炎等過敏的例子偶有所見。

●阿斯匹林

家庭藥中的解熱、鎮痛劑。本身具有抗炎作用，但若水楊酸攝取過度的話，也會發生氣喘、蕁麻疹的過敏病例。

●盤尼西林

代表性的抗生素。通常不經口服用，但經由注射等方式可引起過敏。對盤尼西林嚴重過敏時，可能產生急性循環不全的盤尼西林休克。

●磺胺類藥品

作為膀胱炎等尿路感染症狀所使用的合成抗菌劑。磺胺類藥品如作為眼藥水等使用，欲使抗菌力增強時，會與其他藥品合併使用。若日光直接照射到使用此藥品的皮膚部位，會產生濕疹、發癢的情況。

●職業過敏

某些特定的職業，需頻繁接觸一些特定物質而引起的過敏，稱為職業過敏。例如製麵師傅（蕎麥粉）、香菇栽培（香菇）、漆具工匠（漆樹）、味噌或醬油製造者（麴菌）。

●酵母

念珠球菌。

代表性的過敏原（引起過敏的原因物質）種類②

（2）花粉

●花粉

杉樹、檜樹、鴨茅、豬草、松樹的花粉在空中飄揚，成為過敏原。杉樹在早春、松科植物從早春到秋天，尤其是在溫度高而風大的日子將花粉四散，刺激眼、鼻及喉嚨的黏膜。

- 杉科：杉
- 檜科：檜
- 樺樹科：榛、白樺
- 山毛櫸科：櫟樹、麻櫟、栲樹、栗
- 銀杏科：銀杏
- 榆科：櫸
- 松科：赤松、黑松
- 禾本科：鴨茅、提摩西牧草、香黃花茅、黑麥草、早熟禾、看麥娘、稻子
- 菊科：豬草、三葉裂豬草、加拿大一枝黃、艾草、大蓬草
- 桑科：葎草
- 其他（局地性）：甜菜、夜叉五倍子、杜松、橄欖樹、苧麻、木麻黃
- 其他（職業性）：蘋果、桃子、樫胡桃

（3）動物

●動物的毛屑

若是吸入家中飼養的寵物如貓、狗，或是家畜如羊等的毛或皮屑等，可能引起過敏症狀。另外動物皮毛也很容易寄生蟎或是跳蚤等過敏原。

（4）食物、飲品

<關於含有過敏物質之食品相關表示法>（以上為日本情形）

2001年4月改正，廠商有義務標示含有過敏性物質之成分。

2002年4月1日起，基於食品衛生法施行規則，標示含有的過敏性物質已完全義務化。以下所指出的特定原材料，即使只有微量成分，也有義務須標示出來。

出處：用賀過敏診所公式網站

①一定需要標示的成分

（有義務標示）5項：蛋、奶、小麥、蕎麥、落花生。

②盡可能標示的成分

（獎勵標示）19項：鮑魚、烏賊、鮭魚卵、蝦、柳橙、蟹、奇異果、牛肉、胡桃、酒、鯖魚、黃豆、雞肉、豬肉、松茸、桃子、番薯、吉利丁、蘋果。

● **魚貝類**

秋刀魚或冷凍鱈魚、鹹鮭魚等含有「神經鹼」此物質，烏賊、蝦、螃蟹、蛤蜊等含有三甲基胺，都會造成過敏的症狀。

● **肉類**

豬肉、雞肉、牛肉與其加工品。牛肉與雞肉中因含有導致過敏的成分組織胺，可能造成氣喘或濕疹。而攝取過多的動物性脂肪，也會導致過敏體質。

● **蔬菜**

竹筍、茄子、山藥、蕎麥、款冬、菠菜等。竹筍與菠菜中含有組織胺及血清素，這兩種成分會造成過敏，因此被稱為是假性過敏原。

● **蛋**

食物三大過敏原之一。對蛋類過敏的人，不要食用蛋類料理、炸物的麵衣、美乃滋、魚板等魚漿製品、含蛋點心等。在孩童的離乳期若給孩子吃太多蛋，易造成過敏體質。

● **牛奶**

食物三大過敏原之一。對牛奶過敏的人，也請遠離以乳製品或牛奶製成的食品，如乳酸菌飲料、冰淇淋、動物性奶油、植物性奶油、起司、優格、法式濃湯、麵包等。

● **水果**

奇異果、鳳梨、芒果等。奇異果和鳳梨中含有血清素，是一種會導致過敏症狀的物質，也是造成口腔過敏的原因。

症狀及原因十分多樣化的過敏原因

被稱為「過敏」的疾病非常多，但是若如同前頁所述，將疾病名稱一一列舉出來的時候，也許大家都會覺得不可思議吧。當春天一到，為花粉症所苦的人隨處可見，我們因而可以知道，花粉症的症狀是集中在眼、鼻。我們也可藉由病名而得知花粉症的原因是花粉。而食物過敏的原因應該與食物有關，但它的症狀只有濕疹和腹瀉嗎？

支氣管氣喘是由支氣管引起的疾病，而原因是什麼呢？蕁麻疹及異位性皮膚炎的主要特徵，都是皮膚起疹子而發癢，除此之外沒有別的症狀了嗎？此外，造成的原因又是什麼呢？金屬過敏的原因是金屬，但為什麼僅是金屬接觸到皮膚，就會發炎過敏呢？另外，藥物也可能是過敏的原因嗎？

症狀各式各樣、原因五花八門，然而它們都被稱作「過敏」─或許你覺得不可思議，但這其中一定是有根據的。

關鍵字是免疫系統

過敏的定義是「防衛身體的免疫系統發生了異常反應，導致危害身體的疾病。」

這裡的關鍵字是「免疫系統」。對於和免疫系統相關的各種因素，所引發的不正常現象，其結果就是出現起疹子、皮膚癢、腹瀉及打噴涕等症狀。

想要了解過敏的真面目，就要先知道免疫系統到底是什麼。換句

話說，只要理解免疫系統在我們身體內如何運作，就能夠輕鬆理解過敏的機制。本書第2章讓大家能夠清楚理解免疫系統的功能，以及過敏發作的模式。此外也介紹了一般過敏疾病的症狀、原因及治療方法等，並從過敏持續增加的現狀來探究其原因，並思考問題點以及未來的展望。

　　首先讓我們先舉出幾個關於過敏的主要問題，從各個不同的角度看過敏吧！

為了診療早春時期飽受花粉症所苦的患者，熊貓醫師非常忙碌。

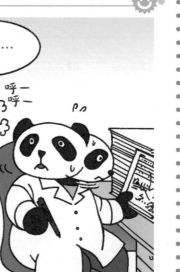

春天來臨就高興不起來的 花粉症患者

春天，梅花綻放，心情愉悅的黃鶯開始練習起牠那獨特的啼叫聲。嚴冬的冷冽在 1 月 1 日後轉為緩和，人們因而感受到溫煦的日光照射，開始盼望著春天的到來。

然而，還是有人不會因為春天的來訪而真心感到高興。進入 2 月後，用賀過敏診所的患者數爆增，是其他月份病患的 2 倍。

沒錯，如你所想的一般，他們都是飽受花粉症所苦的人。在較謹慎的病患中，有些人會在 1 月時就醫，希望能拿到預防藥的處方箋。而在 2 月到 4 月時，就到了診所的「花粉症抗戰季」。

在這個季節裡，就醫者有八成是花粉症患者。他們主訴著各式各樣的症狀，如「鼻塞了沒法呼吸！」、「噴嚏打不停！」、「眼睛癢得受不了，好想把眼球拿下來，用水拚命洗，把花粉沖走！」、「鼻涕一直流，面紙盒根本無法離手！」等等。

現在大家都曉得花粉症是過敏疾病的一種。從世界歷史可知，據說非常久以前就有因為花粉而引起的過敏疾病。不過中高年齡層的人或許知道，其實花粉症這一名詞開始廣為人知的時期，並不是那麼久以前的事。

早春時期，許多人開始打噴嚏的原因，是由杉樹的花粉造成的。這種杉樹花粉症，是 1963 年由東京醫科齒科大學的齋藤洋三老師所發現。但一般人則是從 1970 年代後半以後，才知道「由於杉樹的花粉，而造成花粉症這種過敏性疾病」這件事。這是因為從那時期起，花粉症開始急增的緣故。

最新資料結果顯示，日本人有 23％為花粉症所苦。距今最多 30 年前，大部分的人連花粉症都還沒聽過，現在花粉症卻甚至被稱為

「國民病」了。

　詩人艾略特的詩作「荒原」，開頭第一句「四月是最殘酷的月份」十分著名；而現況是每四、五個日本人裡，就有一個人會忍不住感嘆「春天是最殘酷的季節」。

　到底是什麼東西發生了什麼事呢？

光看到杉樹就覺得全身發癢的人也很多嗎？

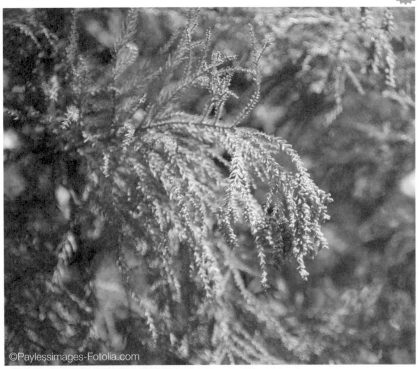

©Paylessimages-Fotolia.com

異位性皮膚炎是過敏嗎？

我從醫三十多年了，當我還是醫學生的時候，有關異位性皮膚炎（Atopic dermatitis）的意義，僅以1～2行左右的字數寫道：「是兒童、嬰幼兒特有的濕疹，約在青春期即會消失的輕微疾病。」完全沒有提到與過敏的關係。

異位性皮膚炎現在與花粉症齊名，並列為代表性的過敏疾病之一。（但異位性皮膚炎是很複雜的疾病，也有並非過敏性質的異位性疾病。）各位是否曾因為異位性皮膚炎而感到煩惱？或即使到了現在仍深受其所苦？有的家長願意不惜一切，只要能治好得了異位性皮膚炎的小孩。而身邊有親友因異位性皮膚炎而吃盡苦頭的人，更是多得不勝枚舉。

三十多年前，似乎連醫師都還不認為異位性皮膚炎是過敏，只覺得：「咦，異位性皮膚炎是過敏嗎？」而近年，異位性皮膚炎成了不只兒童，連成人患者都急速激增的一種疾病。

氣喘是心理疾病？

那麼，氣喘呢？就算是中老年人，應該也是從小就對「氣喘」這個病名十分耳熟吧。

我父親也是醫生。對於父親在昭和30年代時使用的教科書，我記得很清楚。那本教科書非常有厚重，即使當成枕頭使用也可以。在那本書裡查詢「氣喘」，僅僅只有一頁左右的記述。

當時，氣喘被認為多是因心理要素而引起的疾病。與此相關的例

子，是一則著名的玫瑰氣喘患者故事。實際上，玫瑰氣喘患者是因為吸入玫瑰花粉，而使氣喘發作。但也有人僅是看到人造玫瑰花，就會氣喘發作。

當然，人造玫瑰花裡沒有花粉，但一般認為，對於一直把玫瑰花與氣喘發作連結在一起的人而言，即使是人造花也會在視覺上被認同是真花，受到刺激後自律神經失調而造成氣喘。

因為有這樣的例子，氣喘才會被認為是因心理要素過強而導致的。但進入昭和40年代後，大家知道了居家灰塵中的塵蟎才是氣喘的原因，此時氣喘的原因才終於漸漸被解開，被視為是過敏性疾病。

現在我們所用的教科書中，氣喘的部分占了相當多頁。

也有因玫瑰花粉而引起的病例。

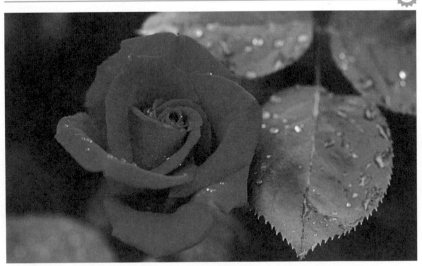

持續增加的過敏

從以前大家就知道蕁麻疹或食物過敏等屬於過敏性疾病。這一類代表性的過敏性疾病,與過去相比病患增加了。這是身為過敏科醫師的我,經過長年看診而有的實際體會。此外,各式各樣的資料也顯示事實的確是如此。

過敏性疾病患者持續增加中－原因是大氣污染、飲食變化、壓力變大等等各種現象造成問題。徹底確認是什麼因素造成增加的原因,是極有意義的。

具體了解過敏增加的原因,就能夠想出減少過敏的對策。本書也會對過敏的增加原因進行實際檢證。

過敏造成的症狀
如此多樣化的理由

花粉症的症狀出現在眼、鼻、喉嚨。異位性皮膚炎會使皮膚乾燥、發癢、起濕疹。氣喘是因氣管發炎變窄,而難以呼吸。食物過敏會傷害腸道,造成腹痛或腹瀉。

現在這些全都可以視為過敏性疾病的一類,而發作症狀的基本機制也大致被闡明了。因此即使症狀不同,但卻都被稱為是過敏性疾病,應該也不會有很多人覺得奇怪。但若還不理解過敏時,被認定是其他疾病的案例仍很常見。

現在,先改變一下視點吧。從生物學上人類形成的過程來看,在母親子宮內的受精卵經過數個階段之後成為胎兒,最後呱呱墜地。

受精卵從細胞分裂開始之後,直到成長為胎兒時,這段期間的

狀態，稱作「胚胎」。粗略地說就是從受精卵開始，經過胚胎的階段，最後成為胎兒。這個「胚胎」在某個階段時，表面細胞層會進入內側，內部會變成像袋子一樣的形狀。此時，表面的部分叫「外胚葉」，進入的內部叫「內胚葉」。

之後，外胚葉會變成皮膚或神經，內胚葉會成為消化管。但是若追溯根源的話，兩者都是同樣的細胞層。如此看來，過敏的症狀不論是出現在皮膚或是消化器官，都不是不可思議的事了。

這只是因為在皮膚上發生的相同反應，也會發生在消化器官上而已。

受精卵的外胚葉和內胚葉

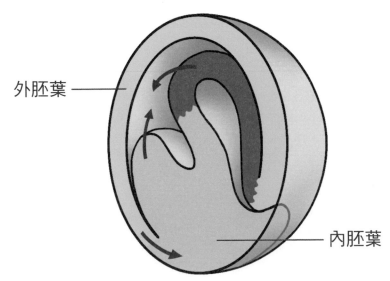

外胚葉

內胚葉

真的有過敏性體質嗎？

　　目前患有花粉症的人，其中應該有一部分從小就因為過敏性疾病感到煩惱。

　　在嬰兒時期患有異位性皮膚炎，2～3歲起，就邁入了一感冒就會頻頻咳嗽的「氣喘前期」，等到上了小學，則被診斷為小兒氣喘。進入青春期後，因為較有體力，所以不會出現氣喘的症狀，但是取而代之的卻是得了花粉症。

　　像這種過敏性疾病接連出現的情況，同愛記念醫院的馬場實醫師稱之為「過敏進行曲」。異位性疾病後是氣喘、氣喘後是花粉症……，請自行想像一下過敏性疾病如此行進的場面。

　　看了這些例子，的確會讓人覺得似乎真的有容易過敏的體質。沒錯，確實有過性體質的人存在。但是，這種體質的問題並沒有那麼單純。

　　我在說明過敏性體質時，會以「冰山」作比喻。有句話說「冰山一角」，冰山在水面上看得見的部分，其實只是全體的一小角而已，絕大部分都隱藏在水面下。而所謂的過敏性體質，就是冰山隱藏住的部分。

過敏性症狀頻頻交互替換的過敏進行曲

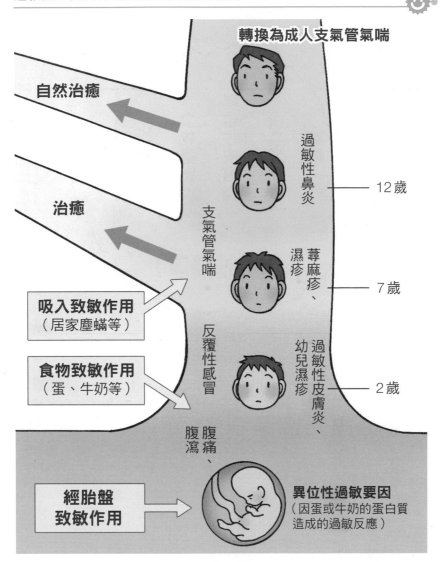

轉換為成人支氣管氣喘

自然治癒

治癒

過敏性鼻炎　————　12歲

蕁麻疹、濕疹　————　7歲

過敏性皮膚炎、幼兒濕疹　————　2歲

支氣管氣喘

反覆性感冒

腹痛、腹瀉

吸入致敏作用
（居家塵蟎等）

食物致敏作用
（蛋、牛奶等）

經胎盤致敏作用

異位性過敏要因
（因蛋或牛奶的蛋白質造成的過敏反應）

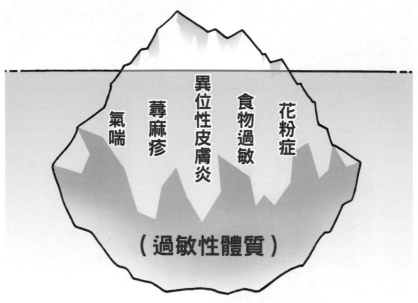

氣喘　蕁麻疹　異位性皮膚炎　食物過敏　花粉症

（過敏性體質）

擁有隱性的過敏性體質，就像冰山一角般，有時會出現異位性皮膚炎的症狀，有時則是花粉症等。至於哪個時期會出現哪種疾病，則與環境因子與體質的協調性有關。

但即使是過敏性體質，也不代表一定會出現症狀。過敏是非常棘手、含有複雜因素的疾病。

 ## 花粉症患者持續增加中？

如同前面所述，當杉樹花粉開始飛揚時，日本人中約有20％左

右，會出現鼻炎及結膜炎等症狀。從科學觀點來說，這些人的身體內會產生一種能夠對抗杉樹花粉的物質，這種物質被稱作「抗體」。（關於「抗體」在下一章會詳細說明。）

從統計上來看血液檢測的資料，40％～50％的日本人有著能對抗杉樹花粉的「抗體」。也就是說，即使有了抗體，但有的人花粉症還是不會發作。那麼，這些人今後會在什麼時間點得到花粉症呢？這些人跟花粉症已經發作的人一樣，因為都有著抗體，所以理論上之後還是有可能發作吧。

然而，現今的統計學上認為，花粉症患者的人數不管再怎麼增加，日本人的花粉症患者還是不會超過30％。亦即即使擁有抗體，但一生都不會出現症狀（偽陽性）的人還是相當多。這個說法也適用於其他所有的過敏疾病。

雖然有抗體，但為什麼不會發作呢？理由到目前為止仍然不明，這是過敏之謎的一部分。

 ## 花粉症身負其他任務

有花粉症的人，一定希望花粉飛舞的時期儘快過去吧。但是，對事物的想法是一體兩面的，不要只想著花粉症討人厭的一面，讓我們來找尋一下它有沒有好的一面吧！

鼻子塞住、呼吸困難，晚上怎樣也睡不安穩。這種情況的確很討厭，一點也不被歡迎。但為什麼花粉進入鼻孔以後，鼻子就塞住了呢？

這是因為鼻孔的黏膜想把花粉趕走而產生的反應。鼻孔的構造十分複雜，當空氣進入後，鼻孔內會出現亂流，而此構造就是要讓它

無法順暢通過。我們吸進的空氣裡，混有灰塵、塵埃，若是在花粉飛揚的時期裡，空氣中還會混雜有花粉。這些都是我們不希望吸進體內的東西。

鼻孔裡的鼻毛，充分發揮自己的職責。鼻毛會逮住微粒子，不讓它們進入氣管中，以免它們進入體內造成身體的困擾。也就是說，鼻毛有著過濾的功能。

然而，還是有過濾不了的微粒子，為了不讓這些微粒子進入氣管內，進入的空氣如果能產生亂流，空氣就會碰撞到鼻孔中的黏膜。

鼻孔內的構造

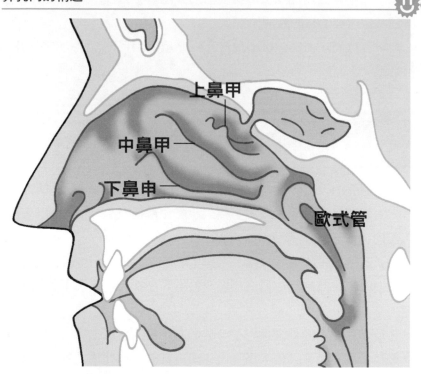

上鼻甲

中鼻甲

下鼻申

歐式管

此時，花粉症的人會因為花粉接觸到鼻黏膜的關係，而造成發炎腫脹，因而鼻塞。這是一種不必要的反應。

但換個想法，這樣的話就能阻擋花粉了。如果花粉完全不會碰到障礙物，一路順利直驅支氣管的話，會造成什麼結果呢？很有可能會引起比花粉症更為嚴重的杉樹氣喘。

花粉症不會致死，然而氣喘卻是非常可怕的疾病。當氣喘激烈發作時，會因為呼吸困難而窒息，嚴重時甚至會死亡。

花粉症患者偶爾可以這麼想：「花粉症的發作，是為了保護自己免於更可怕的疾病。」，讓自己用另一種觀點看待花粉症吧。

過敏疾病患者對自己的症狀若有所自覺，也會影響到心理層面。花粉症患者一定要戰勝花粉紛飛而來的時期，只要能夠樂觀輕鬆的看待，就是最佳的治療良方。

 # 古老又新穎的過敏

過敏是既古老又新穎的疾病。隨著免疫學的進步，過敏在科學上被釐清的部分也越來越多了，但它仍然存留著謎般的問題。

身為一個臨床醫師，我至今為止面對過非常多的過敏患者。此外，身為今後仍會繼續在醫界服務的現任醫師，我希望能跟更多的人有所接觸。

當然，作為過敏專業醫師，我也想要提供每個患者最佳的治療法，抑制及改善不舒服的症狀，幫助患者擁有不受影響的日常生活。

各位過敏患者若要理解並接受治療，需要對過敏此一疾病具備基本的知識。本書以免疫為開頭，用簡單易懂的方式，說明過敏是什

麼樣的疾病。這樣一來，不論是對患者、或是對過敏抱持關心的人而言，相信這本書都可以作為您輕鬆閱讀的入門書。

熊貓醫生以十分易懂的方式解釋過敏！

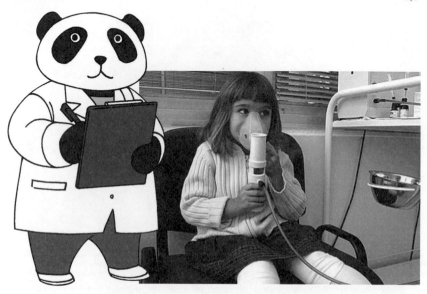

第2章

免疫反應與
過敏的機制

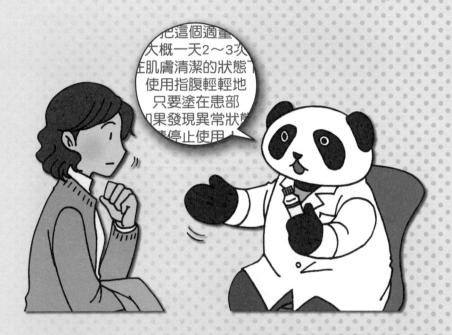

過敏與免疫機能，是斬也斬不斷，有著緊密關係的關鍵字。本章介紹過敏反應發生時的機制，以及過敏發作時，各種細胞和抗體所盡的職責。

過敏＝免疫反應？

　　相信現在大多人都知道：「過敏是由於免疫系統的過剩反應所引起的」。但是知道歸知道，對於這句話總覺得哪裡不對勁的人，一定也不在少數。

　　免疫系統是身體的一種機制，作用在於讓我們的身體不受疾病侵襲、確保健康。

　　但即使如此，一到初春就遭受噴嚏多連發的攻擊、鼻水直流、無法好好入睡、集中力渙散、工作或課業完全無法進入狀況一每天都不得不過著以上這種生活的人，也許反而想要抱怨：「這就叫免疫嗎？」、「免疫真是討厭，還不如不要！」但是，請先冷靜一下下。

出現討厭的症狀，都是免疫系統惹的禍？

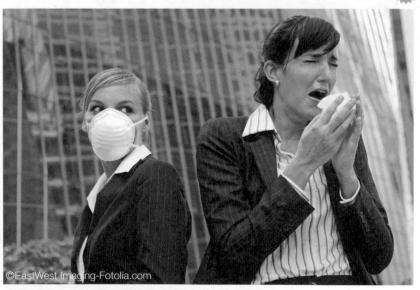

©EastWest Imaging-Fotolia.com

過敏（allergy）原本是德語，語源來自希臘文的「allos（奇妙的、奇特的）」以及「ergon（反應、作用）」。因免疫的作用而產生的反應，若看在過敏患者眼裡，原本正常的反應就成了不得不接受的「略微超過」、「奇怪的」反應了。

 # 默默工作的免疫力

那麼，我們是否真的清楚知道，免疫的正常反應是什麼呢？我們都知道，身體中確實有著所謂的免疫系統，能夠消滅病原菌或是對身體有害的物質，也多虧免疫系統，才能讓我們身體健康。

但是，每天健康地生活著的人當中，有人會覺得：「啊！現在體內的免疫系統在正常運作！」嗎？「流感肆虐，感染者大增，學校停課。」、「公司裡戴口罩上班者增加，同部門有多人請假。」在上述這樣的狀況中，同校或同公司的學生或員工，全體一定都會吸進流行感冒的病毒。

在這種情況下，還是有人明明沒有打預防接種疫苗，卻依然不會得到流行性感冒。為什麼這些人不會得到流感呢？理由不用說，當然是因為免疫系統運作，消滅了病毒的緣故。但這群人裡面，想必沒有一個人會實際感受到體內發生了以下反應：「我剛剛吸進了病毒，但是由於免疫系統的運作，把病毒全部消滅了。」

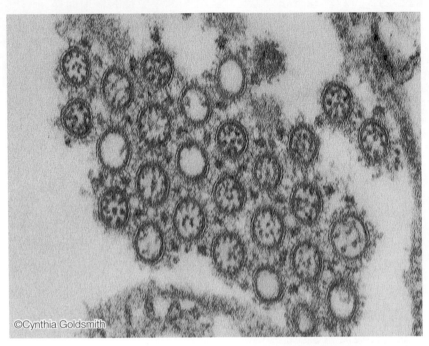

©Cynthia Goldsmith

 # 免疫系統攻擊癌細胞

　　免疫系統的作用不只在攻擊從外界侵入的「外敵」，也會攻擊在我們體內產生的敵人，例如癌細胞等異常細胞。

　　我們的身體約由60兆個細胞所組成，其中的正常細胞轉變成癌細胞（亦即細胞的癌化）的情形十分常見。但即使細胞的癌化這麼頻繁地發生，我們也不會因為癌症此一疾病而臥病不起。這是因為在癌細胞繁殖之前，免疫系統會先消除癌細胞，阻止它們繁殖。細胞

的癌化和免疫的監視機能兩者保持平衡，因而不會病發。

　　但是，不管癌細胞如何被免疫系統攻擊，直到被殲滅為止，我們都照樣過著自己的日子，完全不會知道體內有這樣的戰爭。免疫系統不會發出「現在要消滅癌細胞囉！」的訊息，而是謙虛地默默運作。

　　如此看來，可以說正因為有過敏這樣的疾病，我們才能夠確認有免疫系統的存在。

 # 免疫系統的主角是白血球

　　如前所述，人體內由約60兆個細胞組成。其中有一部分細胞面對危害身體的敵人時，會使用各種手段攻擊它們，以保護我們的健康和生命。這種細胞稱為**免疫細胞**。藉由這些免疫細胞的運作，免疫系統因而能夠得以維持。

　　被稱作免疫細胞的細胞有很多，這些細胞裡最多的屬於白血球。

　　白血球就是血液的成分。我們肉眼看到的血液是紅色的液體，而血液是由「血漿」此液體成分和血球成分所組成。在組成的比率上來說，液體部分占55％，而另外的45％則是由「紅血球」、「白血球」、「血小板」組成的血球成分。

　　血球成分中有96％是紅血球。紅血球的功能是有組織地搬運氧氣。紅血球中的血紅素此一蛋白質會與氧氣結合。血紅素裡所含的鐵離子因為是紅色的，所以血的顏色是紅色的。

　　血小板僅占了血球成分的1％，但是卻具有讓血液凝固的重要功能。當我們受傷流血時，最終血會止住，接著開始結痂，這時我們就可以安心了，因為「傷已經好了」。在結痂的地方含有血小板，

血小板完美地結束它的職責後，就成為痂了。

血球成分剩下的3％是白血球。白血球擔任免疫系統的主要職責。

由左至右分別為：紅血球、血小板、白血球

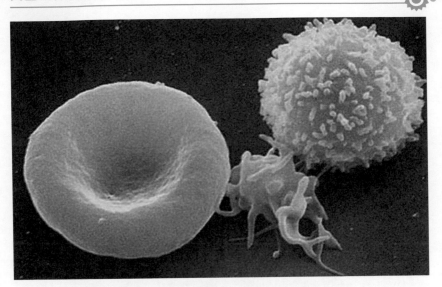

血液的組成成分

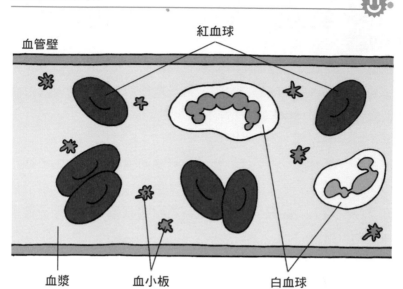

血管壁

紅血球

血漿　　　血小板　　　白血球

血液組成成分一覽

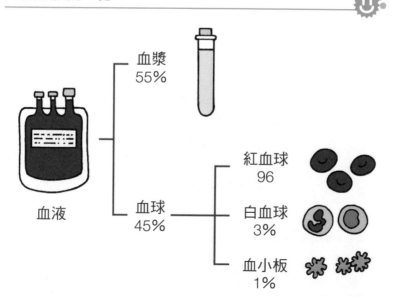

血漿 55%

血液

血球 45%

紅血球 96

白血球 3%

血小板 1%

吃掉病原菌的巨噬細胞

前面說過被稱為免疫細胞的細胞是複數的，它們屬於白血球。也就是說，被稱為白血球的細胞並不是一個種類，而是總稱為白血球的細胞有許多種，由它們協力守護我們的健康。

現在開始介紹屬於白血球的成員。

首先是巨噬細胞。在免疫細胞中，巨噬細胞應該是大家較耳熟的名字。也稱為「大食細胞」或「貪食細胞」等。從名字可以推測，是非常愛吃的大吃細胞。除了會大口吃掉病原菌等異物外，還會吃死掉的細胞殘骸。

雖然免疫細胞是白血球，但其實它並非一直存在於血液當中。巨噬細胞會進入體組織內，追趕並捕獲異物，把異物吞到自己的體內。而當其存在於血液中時，則被稱為「單球」。單球存在於血管中，擔任免疫機能的成員之一。

巨噬細胞因為會吃掉異物，發揮免疫機能的作用，所以被稱為

巨噬細胞

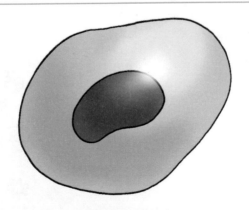

「食細胞」，但它還有另一個重要的功能。關於這點，我稍微說明之後再談。

 # 嗜中性白血球也會吃細菌

　跟巨噬細胞一樣發揮「食細胞」作用的細胞，還有嗜中性白血球。嗜中性白血球的同伴數量眾多，占了白血球團隊的半數以上。

　由於它是食細胞，所以當查覺到病原菌等異物時，便會馬上趕到異物所在的現場，將異物捕獲吃掉。也就是將病原菌吞下去，殺死

顆粒性白血球的種類

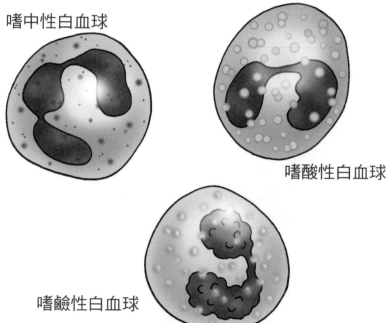

嗜中性白血球

嗜酸性白血球

嗜鹼性白血球

病原菌並將其消化。

　此外，嗜中性白血球在細胞中含有顆粒，因此被稱為「顆粒性白血球」。顆粒性白血球的顆粒是攻擊外敵的武器。同屬於顆粒性白血球的還有嗜酸性白血球、嗜鹼性白血球。關於這些細胞稍後會介紹。

癌細胞的天敵— 自然殺手細胞

　自然殺手細胞這個聽起來很可怕的名字，是免疫細胞。被命名為「天生的殺手」。對於癌細胞或是被病毒感染的細胞而言，自然殺手細胞就像是天敵一般的可怕細胞。

　當癌細胞出現後，會開始不斷繁殖。如果不把它們抑制下去，人體就會因癌症而死去。

　病毒有著不可思議的性質。它自身雖無法繁殖，但卻能藉著進入別的生物細胞之中，而開始增殖。流行性病毒和肝炎病毒進入體內後，便會侵入細胞、不斷增殖。若無法抑制病毒增加，我們就會馬上感染流感，或是得到肝炎。

　在這裡自然殺手細胞（Natural Killer Cell，以下簡稱NK細胞）登場了。NK細胞通常不會與其他免疫細胞聯手合作，而是如獨行俠一般在身體內巡邏，當發現癌細胞或被病毒感染的細胞時，便會發揮它的殺手本性，將它們摧毀。

與過敏相關的獲得免疫

目前為止介紹了巨噬細胞、嗜中性白血球及自然殺手細胞等3種類的免疫細胞。與這些細胞關聯的免疫力稱為「自然免疫」。也就是說，是屬於我們身體與生俱來的免疫。

相對於此，還有一種被稱為獲得免疫的免疫機能。意思是當身體中有細菌或病毒入侵時，藉由認知到它們是外敵的方式，進而首次獲得的免疫機能。這道理目前已漸漸為人所知。獲與過敏有關的主要免疫機能，便是獲得免疫。

與獲得免疫有關的免疫細胞有 B 細胞及 T 細胞。B 細胞因為是從骨髓（Bone marrow）發育而來，命名時便以出生場所的第一個字母為名。T 細胞雖然也同樣來自於骨髓，但之後被運送到胸腺

與獲得免疫相關的細胞們

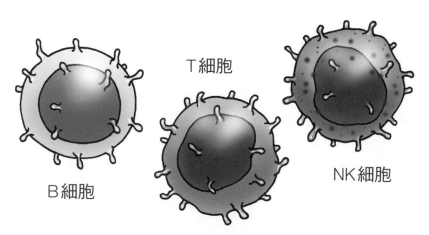

T 細胞

B 細胞

NK 細胞

（Thymus）此一淋巴組織，在該處接受可以獲得特別機能的教育，因此就取受教育場所的第一個字母，作為T細胞的名字。

命名的由來雖然簡單易懂，但它們的機能卻十分複雜，並不像巨噬細胞或自然殺手細胞「吃掉敵人、破壞」的機能這般簡單。

 # B細胞表面的抗體

B細胞的特徵是細胞表面有著被稱為抗體的分子。這個抗體能夠和進入體內的病原菌等外敵結合，這個時候，與抗體結合的外敵稱為抗原。而在利用抗體補捉抗原的時候，B細胞會發揮非常巧妙的技術。

抗原的種類非常多種，可說有10億種或100億種。假設抗原有10億種，這些龐大數量的抗原，每一個種類都會有少許的不同。而B細胞預備好的抗體，則能夠補捉住每個種類都不同的10億種抗原。

當然，並不是1個B細胞就能夠完全預備好相對應10億種抗原的抗體，而是1個B細胞只有與1種抗原相結合的抗體。也就是說，B細胞全體具備有10億種以上的抗體。

某個B細胞具有只能與A病原菌結合的抗體，並且單單針對這個特定的病原菌（也就是抗原）作為目標攻擊。而嗜中性白血球或是巨噬細胞，攻擊的都是不特定的病原菌，不管是A、B、C病原菌都可視為目標吞食掉。而B細胞則不同於此，它們只會針對特定的抗原作為對象，這是B細胞此一免疫細胞的特徵。

不停製造抗體的 B 細胞

　　那麼，B 細胞實際上是如何趕走抗原的呢？之前介紹過的 NK 細胞，屬於獨行俠的性格，不依靠他人而單獨行動。而 B 細胞的驅趕抗原方式，則需要與其他的免疫細胞一起協力進行。

　　當 B 細胞發現與自己的抗體相對應的抗原時，會抓住抗原並攝取到細胞體內分解掉。接著，被分解的抗原有一部分會出現在細胞表面，這叫做抗原提示。

　　說的更簡單一點，當 B 細胞要捕捉與自身擁有的抗體對應的抗原時，就會貼出「現在我要逮捕 A 病原菌這個壞蛋了，這傢伙長的是這個樣子，有以下這些特徵」的通緝令。

　　先前提過，巨噬細胞除了具有作為食細胞的機能之外，還有別的重要功能。巨噬細胞並非單單只是個「能力就是光會吃」的大胃

B 細胞身負通緝外敵的職責。

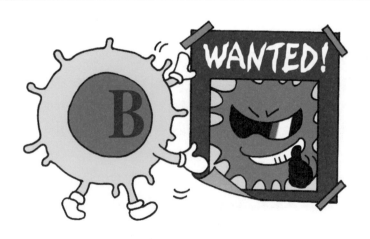

王，它還具有抗原提示能力。（當然，光是大口大口把病原菌吃掉這點，就是很厲害的技能了。）跟B細胞一樣，巨噬細胞也會張貼出「本大爺現在吃的是A病原菌這壞蛋，它長的是這個樣子」的通緝令。

那麼，通緝令貼出來了，接下來該怎麼做呢？

T細胞登場

當侵入體內的病原菌其通緝令被張貼出來後，別的免疫細胞就有事做了，那就是T細胞。稍後會說明，T細胞的職責是擔任免疫系統的司令官。當T細胞看了B細胞或巨噬細胞貼出的通緝令後，會下達指令給他們。

B細胞接收到「你捕捉到的抗原一個都不要留，全部都要抓起來，並且要不停製造同類型的抗體」的指示。B細胞收到指令後會十分振奮，以科學的說法則是「被活性化」。也就是T細胞活化B細胞的意思。

抗原的通緝令貼出來的階段，可比喻為發動車子引擎的狀態，而被活化則可以想成踩了油門讓車子前進的狀態。

接著，B細胞就會依照指示，不停製造同樣形態的抗體並釋放出來。其實，這種製造抗體的能力，是只有B細胞才擁有的特殊能力。此時B細胞的機能也會比引擎加速時的狀態更為提升。這種機能被提升的B細胞，被特別稱為「抗體產生細胞」或「漿細胞」。

T細胞也會對巨噬細胞下達指令。當巨噬細胞接收到「請你一直吃掉通緝令上的A病原菌」的指示時，就會對A病原菌展開攻擊。

B細胞依照T細胞的指令不停釋放抗體。

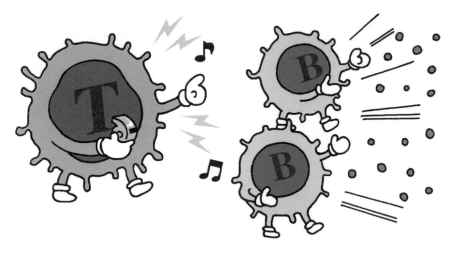

 # 協助抗體的補體

　　B細胞製造出的抗體，會隨著血液運送到各處，發現了A病原菌這個抗原之後，就會把它抓起來。被抗體緊緊結合的抗原，便失去了自由。

　　這裡要介紹一下補體此物質。補體是蛋白質，存在於血液中。補體的工作是協助抗體。當與抗原結合的抗體隨著血液而過來時，補體會被活化，開始自己的工作。

　　補體的工作之一，是在抗原存在的場所，把抗體或巨噬細胞、嗜中性白血球等其他免疫細胞叫過來。這些集合而來的抗體會補捉抗原，食細胞則會將抗原吃掉，免疫機能因而更加強化。此外，補體本身也會在細菌的細胞膜上鑽洞，殺死它們。因為有巨噬細胞在，

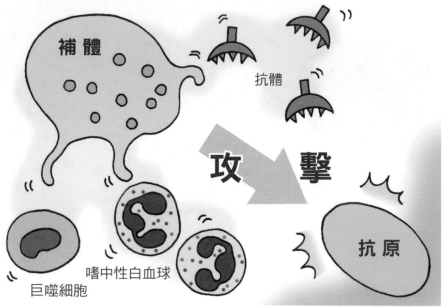

所以也會幫忙處理被殺掉的細菌。

　　如此這般，由於免疫細胞同伴以及補體的協力，將抗原成功消滅後，B細胞的任務就算終了。

B細胞能夠記憶抗原

　　任務完成的B細胞光榮死去，屍體則被巨噬細胞吃得一乾二淨。

　　但其實在與抗原作戰之後，有一部分的B細胞仍存活著。它們被稱為記憶B細胞。這種B細胞會記憶住曾與它交戰的抗原。

　　曾經得過「麻疹」之後，便不會再感染這個疾病。因此當麻疹好

B 細胞完成任務後會消失，而一部分的 B 細胞（記憶 B 細胞）
會記憶住抗原並存留。

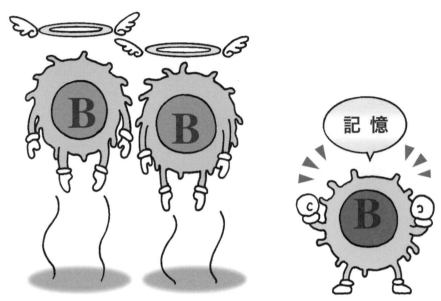

了以後，會有「有了麻疹的免疫力」這個說法。這是因為與麻疹病
毒此一抗原作戰的 B 細胞，有一部分會以記憶 B 細胞的形式存留下
來，一輩子持續擁有抗原的記憶。即使麻疹病毒再次入侵，但因為
記憶 B 細胞會記憶抗原的緣故，所以會迅速開始產生抗體，抑制病
毒的感染。

　　然而最近發生了一些不太一樣的情況。有大學生因為感染了麻
疹，所以學校採取了停課措施，但是那個大學生並不是首次感染麻
疹，更正確的說法是，他是在孩童時期接種了麻疹疫苗。接種疫苗
等同於得過麻疹，所以照理來說，應該有了免疫力才對。

　　但是小時候接種的疫苗因為毒性被削弱，所以無法有太強的免疫

力。因此等到長大之後，才會又再度感染麻疹。近年，麻疹疫苗到了青春期會再接種一次。而兒童時期若真的曾經得過麻疹，便不會二度感染。

 # T細胞接受菁英教育？

接著介紹T細胞。

T細胞源自於骨髓，在胸腺接受專門教育，以習得特別的能力。T細胞在胸腺中學到的特別能力，是能夠區分「自體和非自體」的能力。

免疫學能簡潔地表現出「自體和非自體」。那麼，什麼是「自體」，什麼又是「非自體」呢？

我們的身體是依照DNA這個遺傳情報的設計圖而製造出來的。我們可以把依照DNA情報製造出來的東西想成「自體」。

而「非自體」就是除此之外的東西。具體的來說，從外面進入我們體內的細菌或病毒等外敵，都是「非自體」。

癌細胞雖然在身體裡面，但它是「非自體」。因為癌細胞會傷害遺傳子、使正常細胞發生突然變異，所以不是「自體」。

例如肝臟的細胞，在一段週期後會製造新的細胞。這時新細胞就一定要依照DNA的設計圖來製造。如果不是這樣，肝臟機能就無法正常運作。但是偶爾會有錯誤發生，出現與設計圖不一樣的細胞，這就是癌細胞。像這種沒依照設計圖製造的細胞，就是「非自體」。

病毒或病原菌等入侵細胞，因為也不是正常細胞，所以是「非自體」。

T細胞為了認識傷害我們身體的「非自體」（如細菌、病毒、癌細

胞或被病毒感染的細胞等），會在胸腺接受嚴格的教育。T細胞為了
取得能獨當一面的免疫細胞，需要通過非常困難的試驗關卡。

「自體」和「非自體」是？

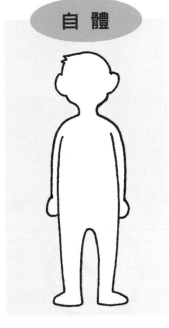

自　體

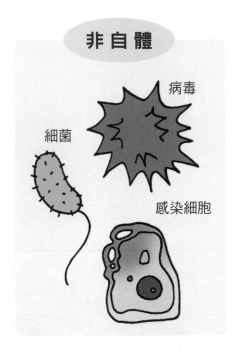

非自體

病毒

細菌

感染細胞

通過搏命試驗的Ｔ細胞僅有 **3%**

最困難的國家考試可說是司法考試。為了擔任執法此一重責大任的職務，一定要突破重重難關。但是司法考試即使落榜一兩次，只要有能夠繼續念書的環境和本人的意志，都能夠持續多次挑戰。但若跟Ｔ細胞候選人接受的試驗相比，司法考試不得不說是算簡單了。

Ｔ細胞的候選人會面對初試和二試兩個關卡。在初試落選的考生，無法接受二試，而會面臨到死亡的命運。

通過初試的候選人雖然期盼著二試，但若二試失敗了，除了死亡之外，沒有第二條路可以走。

能夠在初試和二試順利合格、取得成為Ｔ細胞資格的細胞，在候

考試落榜就會慘遭消滅命運的Ｔ細胞，拚命的奮發向學。

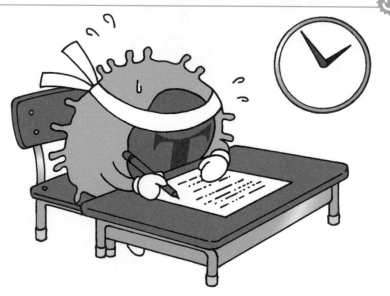

選細胞裡僅占了3％左右。分別自體和非自體的能力，是T細胞如同前面文字所述一般，一定要搏命才能獲得的能力。

免疫系統的司令官

在胸線內接受教育的這段期間，T細胞分成輔助T細胞和殺手T細胞。

之前曾說過，負責下達指示命令B細胞製造抗體、命令巨噬細胞吃掉抗原的是T細胞。這個T細胞指的是輔助T細胞。輔助T細胞不像巨噬細胞、嗜中性白血球或NK細胞一樣會吃掉或破壞外敵。此外，輔助T細胞也不會像B細胞一樣製抗體、捕捉抗原。也就是說，它不會直接攻擊抗原。

但是，如果沒有輔助T細胞的指令，B細胞就無法開始製造抗體並釋放出它們，而巨噬細胞之類的食細胞也不會進入工作狀態。沒有輔助T細胞，免疫系統便無法運作。因此輔助T細胞可說是免疫系統的司令官。

攻擊異常細胞的殺手T細胞

接收到輔助T細胞指令的B細胞，會不停製造抗體，以這些抗體去逮捕抗原。但是對於癌細胞或被病毒感染的細胞會如何呢？B細胞製造出來的抗體，無法與這些細胞結合。

能殺死這種異常細胞的，就是殺手T細胞。而下達指令給殺手T細胞的，則是輔助T細胞。

提到能殺死癌細胞或病毒感染細胞的細胞，還有NK細胞。雖然兩者都被命名為「殺手」，並能針對異常細胞發揮強大的殺傷力，但是NK細胞即使沒有司令官還是能夠行動，因此可以很迅速的攻擊敵人。

　如同之前所說過的，在我們的體內，細胞的癌化頻繁地發生著。60兆個細胞在一段的週期內會再生，此時如果發生錯誤就會產生癌細胞。但是，因為有殺手T細胞和NK細胞為中心的免疫細胞，以強大的殺傷力攻擊癌細胞，所以我們的健康得以被守護。

輔助T細胞的職務是下達指令給B細胞和殺手T細胞。

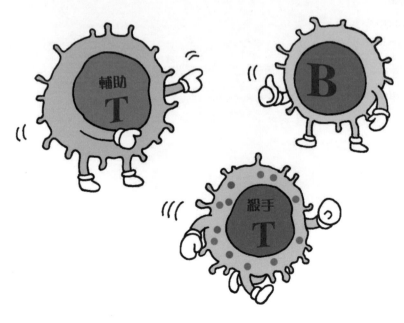

抗體也分種類

　　到目前為止，介紹了在免疫系統中擔任重要角色的白血球同伴們。現在，終於要將話題轉移到過敏產生的機制上了。

　　首先，我們從抗體說起。在第42頁曾說明過，B細胞在細胞表面有抗體這個分子，當能夠與此抗體結合的抗原出現後，為了捕捉抗原，B細胞會不停製造同樣類形的抗體。

　　抗體的成分是蛋白質。這個與免疫系統相關的特殊蛋白質，被稱為免疫球蛋白（Immuno globulin）。抗體為蛋白質，所以此蛋白質的名字叫做「免疫球蛋白」。抗體全部屬於免疫球蛋白，英文名簡稱表示為「Ig」。

　　抗體的工作是捕捉抗原，但抗原的種類太多了，而且也不知道會出現在身體的哪個地方，因此將抗體分成多組，每一組負責一定程度的守備範圍，這樣才會有效率。

　　如上所述，抗體（亦即免疫球蛋白）被分成5組。

　　這5種免疫球蛋白，分別是免疫球蛋白G（IgG）、免疫球蛋白M（IgM）、免疫球蛋白A（IgA）、免疫球蛋白D（IgD）以及免疫球蛋白E（IgE）。

抗體的構造

現在一起來理解抗體的構造吧。抗體雖然有5種，但是5種抗體的基本形狀是相同的，都呈現Y字形。

Y字下半身的根部稱為 **Fc** 部分；上半身的頂端稱為 **Fab** 部分。

而因為5種免疫球蛋白的Fc部分構造各不相同，因此依照它們的不同處，區分成5個種類。

請先記住這幾點：免疫球蛋白（＝抗體）呈現Y字形、根部稱為Fc部分、頂端稱為Fab部分。

抗體的Y字形構造

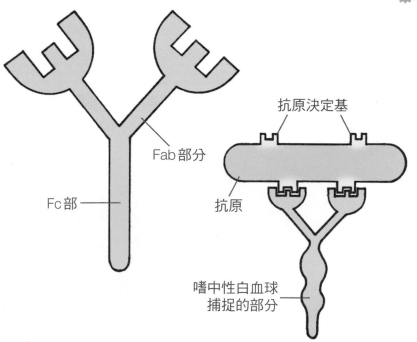

Fab部分

Fc部

抗原決定基

抗原

嗜中性白血球
捕捉的部分

免疫球蛋白E是異類份子？

在5種免疫球蛋白中，數量最多的是IgG。它廣泛存在於血管或組織中，是能夠與多種抗原結合、守備範圍廣大的免疫球蛋白。

IgM主要存在於血液中，是在初期階段會與侵入的抗原結合的抗體。

IgA主要的守備範圍是黏膜。抗原也會從口或鼻子中進入，通過消化管。在口、鼻子裡或是消化管側以黏膜覆蓋著。

至於IgD到底有什麼機能，至今還不太清楚。

前面已經講過很多次了，抗體的作用是與病原菌或病毒等抗原結合，並和其他免疫細胞協力，最後殺死抗原，而抗體最主要的機能，就是與抗原結合。

前面曾提到抗體因為有一部分的構造不同，所以分成5個種類。而剛才只介紹了4種抗體，IgE還未介紹。這是因為在抗體中，IgE有著需被特別對待的理由。當然，IgE主要的機能是與抗原結合。但是之後問題來了，IgE與抗原結合後，我們的身體會產生不好的反應，那就是過敏反應。

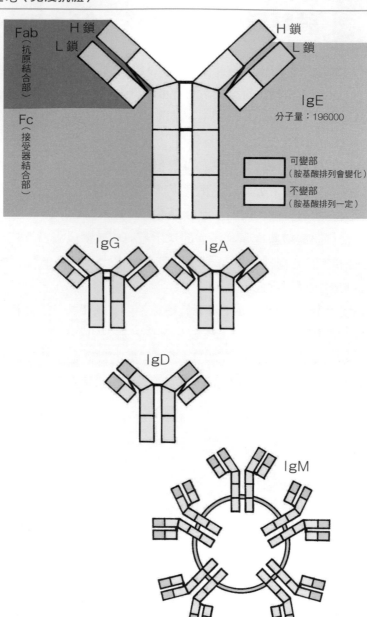

肥胖細胞也是主角

IgE此抗體，在過敏反應中是主要角色。但是除此之外，肥胖細胞此一白血球也是主角。這種細胞因為體格佳，細胞裡有很多顆粒，看起來比其他細胞胖的關係，又叫做肥大細胞。

肥胖細胞存在於全身各個組織。這種細胞有兩大特徵。一個特徵是細胞中有顆粒。在顆粒裡面塞滿了**化學傳達物質**此東西。大家或許常聽見組織胺這個名字，它就是化學傳達物質之一。

肥胖細胞的另一個特徵，與**接受器**有關。肥胖細胞的表面，附著著一種可以與某種物質結合的分子。這個分子稱為接受器，而肥胖細胞的接受器具有能夠與IgE強力結合的性質。

反過來說，IgE也具有能夠和肥胖細胞的接受器結合的性質。

肥胖細胞

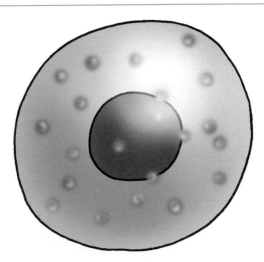

抗體呈現Y字形。IgE在Y字的根部（Fc部分），與肥胖細胞的接受器緊密結合。

如此一來，會發生什麼事情呢？

 # 過敏有準備階段

很多花粉症患者，在首次吸進花粉時，花粉症不會馬上發作。因為過敏是免疫反應，所以最初當過敏原進入時，並不會有反應。

過敏在發作之前有準備階段。過敏原在最初入侵時，和它對應的IgE抗體會被製造出來，並與肥胖細胞結合。肥胖細胞上附著了很多抗體，我們稱這種狀態為「肥胖細胞遍布著抗體」。

在醫學上稱這種狀態為致敏。也就是下次過敏原侵入時，就能呈現引發過敏反應的準備狀態。總之就是到了致敏階段時，花粉症就會發作。

也許你早已呈現致敏狀態，只是不知道什麼時候會發作。但也有可能今後都不會發作，一生都與花粉症無緣。

或許已發作的人會覺得不公平，但過敏就是這種疾病。

與肥胖細胞結合的，當然是IgE抗體。在5種免疫球蛋白裡，最晚被發現的就是IgE。發現者是日本人，石坂公成、照子夫婦。發現時間是1966年。其實IgE在血液中的數量非常少。與數量龐大的IgG相比，IgE少到只有十萬分之一的程度，但這是對沒有過敏的人而言。對過敏的人來說，他們血液中的IgE則偏高。

與肥胖細胞的接受器結合的IgE抗體（致敏）

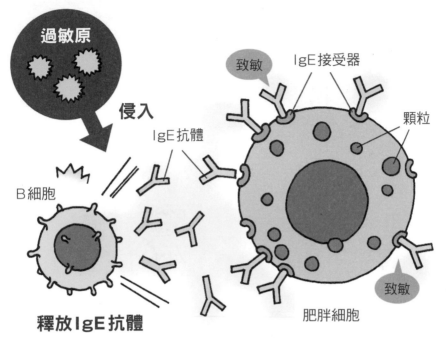

過敏原

侵入

IgE抗體

致敏

IgE接受器

顆粒

B細胞

釋放IgE抗體

肥胖細胞

致敏

過敏是這樣產生的

以杉樹花粉症為例，來看看過敏產生的機制吧。

花粉先進入致敏已經成立的人體內，接著，與肥胖細胞結合的IgE抗體，會與杉樹花粉緊密結合。同一時間，B細胞開始持續製造相同形態的抗體，並釋放出來。新製造出來的抗體，也會不停跟肥胖細胞的接受器結合。抗體是在Y字的根部（Fc部分）和肥胖細胞結合，而Y字的頂端部分（Fab部分）則是要捕捉抗原的部分。因

①過敏原從眼、
　口、鼻等侵入。

過敏原

②淋巴球（B細胞、T細胞）認
　知到過敏原是侵入者。

＜白血球＞

淋巴節　　　　　　淋巴球

③沐巴球製造IgE抗體

IgE抗體

④製造出的IgE抗體附著
　在肥胖細胞上。

肥胖細胞
（肥大細胞等）

⑤過敏原
　再次入侵　　　　過敏原

眼：過敏性結膜炎
鼻：過敏性鼻炎
皮膚：異位性皮膚炎、蕁麻疹

炎症

支氣管：氣喘

⑥過敏原附著在IgE抗體上

組織胺

⑦肥胖細胞
　釋放出組織胺等

⑧刺激神經而發炎

此，杉樹花粉是跟抗體的根部（Fab部分）結合。

　　杉樹花粉此抗原與2個IgE抗體結合（bridging）時的刺激，會傳達給與IgE抗體結合的肥胖細胞。前面已經說過，肥胖細胞有很多顆粒，其中布滿如組織胺等化學傳達物質，而當肥胖細胞受到刺激後，接著會發生什麼事呢？那就是顆粒中的化學傳達物質會釋放到細胞外。

　　肥胖細胞也大量存在於鼻黏膜中，受刺激後，細胞就會大量釋放出組織胺等化學物質。這些化學物質若刺激神經，會使人打噴嚏、分泌鼻水；若刺激血液，血液中的水分會漏出，使黏膜腫起造成鼻塞。這是典型的過敏性鼻炎症狀，過敏就是這樣引起的。化學傳達物質便是引起過敏症狀的真凶。

IgE抗體、肥胖細胞及化學傳達物質會引起花粉症

　　進入體內的花粉，會使免疫系統起反應，花粉症因而發作。像這種造成過敏原因的物質，稱為過敏原。

　　讓我們再次簡單複習一下過敏發作的機制吧！

由Coombs所分類的過敏類型。由Coombs和Gell兩人於1963年所提倡。

Coombs 分類	Ⅰ型	Ⅱ型	Ⅲ型	Ⅳ型
發生反應的抗原	IgE	IgM、IgG	IgM、IgG	T淋巴球
與發作有關的細胞	·肥胖細胞 ·嗜鹼性白血球 ·化學傳達物質	·補體 ·K細胞 ·巨噬細胞	·可溶性抗原 ·免疫複合體 ·補體	·巨噬細胞 ·細胞激素
代表疾病	·全身性過敏性休克 ·支氣管氣喘 ·花粉症 ·蕁麻疹	·不適合輸血 ·新生兒溶血性貧血 ·自體免疫性溶血性貧血	·血清病 ·急性腎小球腎炎 ·自體免疫性疾病	·接觸性皮膚炎 ·血管擴張性肉芽

過敏原進入體內後，B細胞會開始製造專用於該過敏原的IgE抗體。抗體與肥胖細胞結合後，再與過敏原結合，會因受到刺激而使肥胖細胞釋放出化學傳達物質，此一作用會造成過敏症狀。

由此可見，與過敏發作有特別關連的，是IgE、肥胖細胞和化學傳達物質三者。當B細胞製造IgE以外的抗體時，則與過敏沒有關係。

但嚴格說來，過敏還是有分類型。依照發作的機制不同，可以分成Ⅰ型到Ⅳ型。一般我們稱為過敏的是第Ⅰ型過敏，上面所說的便是屬於Ⅰ型過敏的發作機制。而第Ⅳ型過敏則包含了如金屬過敏等接觸性過敏，這個我們稍後再說明。

在這裡針對Ⅰ型過敏，有幾個問題需要思考一下。

過敏體質者容易製造IgE抗體

　　理解了過敏發作的原理後，腦裡會出現幾個問題。首先考慮到的問題是過敏原進入體內後，製造IgE抗體這件事。如果製造出來的是IgE以外的抗體，就不會與肥胖細胞結合。這樣一來，肥胖細胞中的化學傳達物質也就不會被釋放出來。因為造成過敏的真凶沒有動作，所以就不會產生過敏。

　　確實，只要對應於抗原的IgE抗體沒有被製造出來的話，就不會引起過敏。相同的，即使身處杉樹花粉飛舞的環境，會得花粉症的人和不會得花粉症的人依然同時存在。這種相異處的原因之一，被認為與體質有關。也就是容易製造出IgE抗體，而且鼻黏膜是敏感體質的人較易發作。

化學傳達物質的職責

　　來為造成過敏反應的真凶─化學物質做個總結吧。肥胖細胞釋放出的化學傳達物質，有組織胺、血清素、白三烯類等。在這之中最廣為人知的就是組織胺。

　　這些化學傳達物質，會刺激神經、血管、肌肉等。因此會引起各種不同的過敏症狀。

　　花粉症造成打噴嚏的原因，是因為鼻黏膜的神經受到刺激而導致的。黏膜腺一被刺激，就會流鼻水。

　　血管被刺激而擴張後，血液中的水分會漏出組織使周邊浮腫。若這種情形發生在鼻子裡，就會鼻塞、呼吸困難，而不得不用口呼

吸。若這種情形發生在皮膚，皮膚表面會變得腫起發癢，出現過敏性皮膚炎的症狀。

若是腸子的肌肉（平滑肌）被刺激就會激烈收縮，造成腹瀉或腹痛。食物過敏會發生上述這種症狀。

因為肥胖細胞分布在全身各處，所以只要是過敏原侵入的地方，不管哪裡都會因化學傳達物質的緣故而發生過敏反應。

 # IgE抗體也會和嗜鹼性白血球結合

前面曾說過IgE抗體若與肥胖細胞結合，會造成過敏反應。但實際上IgE抗體也會和肥胖細胞以外的細胞結合。

在p.39頁介紹免疫細胞中的嗜中性白血球時，曾說明過嗜中性白血球是顆粒性白血球，顆粒性白血球的同伴還有嗜鹼性白血球。此一嗜鹼性白血球的表面，也有與IgE抗體緊密結合的接受器。

嗜鹼性白血球在血液中流動，並與IgE抗體結合，當它附著在過敏原後，便會釋放出顆粒中的組織胺。因此嗜鹼性白血球也是和過敏反應相關的細胞。

知道與過敏發作有關的犯人是誰這一點，在治療法的理解上十分重要，大家請好好記住吧。

 # 輔助Ｔ細胞有２種

閱讀至此的讀者，相信已經理解有關免疫系統基本的功用，以及過敏發作的機制了。以此為基礎，讓我們再深入到更詳細一點的領

嗜鹼性白血球釋放出組織胺

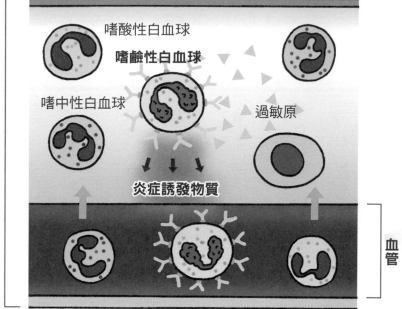

域吧。

　　如前所述，輔助 T 細胞扮演著相當於免疫系統司令官的職責。當細菌或病毒等外敵入侵時，輔助 T 細胞就會下達指令給巨噬細胞或是殺手 T 細胞，要求它們殺死外敵。此外，輔助 T 細胞也會對 B 細胞下令，命令它製造捕捉外敵的抗體。

　　嚴格來說，輔助 T 細胞下達給巨噬細胞或殺手 T 細胞的指令，跟下達給 B 細胞的指令並不一樣。

　　那麼，輔助 T 細胞實際上是如何發出指令的呢？輔助 T 細胞會利用一種任務是傳遞指令的蛋白質，這種蛋白質叫做細胞激素。細胞激素是細胞傳遞給細胞情報的蛋白質。

輔助T細胞會製造能夠傳達「A病原菌侵入了，T細胞必需殺死它」指令的細胞激素。所以，細胞激素會跑到殺手T細胞處，殺手T細胞具有能和細胞激素結合的接受器，因此這時就會和細胞激素結合。如此一來，殺手細胞會接收到「殺死A病原菌」的指令，細胞便會依指令行事。

　　前面說過輔助T細胞傳達給巨噬細胞或殺手T細胞的指令，跟給B細胞的指令並不一樣。這是因為輔助細胞製造的細胞激素種類不同的原因。

　　依照製造出來的細胞激素不同，輔助T細胞可以再分為2種，分

2種類型的輔助細胞和細胞激素

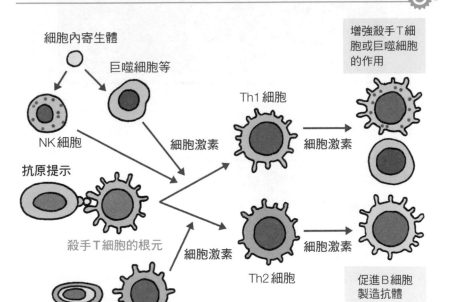

細胞內寄生體

巨噬細胞等

NK細胞

細胞激素

抗原提示

殺手T細胞的根元

細胞激素

Th1細胞

增強殺手T細胞或巨噬細胞的作用

細胞激素

Th2細胞

細胞激素

促進B細胞製造抗體

細胞外寄生體

T細胞

別是 Th1 細胞和 Th2 細胞。

Th1 細胞主要的作用是防止細菌感染。巨噬細胞吃掉細菌、殺手 T 細胞殺掉感染細胞，Th1 細胞一定要讓這些細胞運作，因此會製造傳遞指令給這些細胞的物質—細胞激素。

Th2 細胞主要的作用是命令製造出抗體，因此要製造讓 B 細胞工作的細胞激素。

Th2細胞若勢力太強
會造成過敏

Th1 細胞和 Th2 細胞會互相抑制對方的機能。不讓哪一方太過強大，以保持平衡。

然而，這種平衡也是會崩壞的。之前曾說明過 Th2 細胞會製造讓 B 細胞運作的細胞激素，而 B 細胞的工作是製造抗體。抗體中也含有會使過敏發作的重要角色 IgE。

換句話說，若 Th1 細胞和 Th2 細胞的勢力失去平衡，Th2 細胞占了優勢的話，IgE 抗體就很容易會被製造出來，也就是很容易造成過敏。

日本過敏的人越來越多的原因，有人認為與生活環境有很大的關係，在這種環境下，Th2 細胞可能占有較大優勢。

我們的生活環境太過乾淨了。洗手間完全沖水自動化、洗碗精的除菌力極高、抗菌產品充斥。孩子們用具有優異殺菌效果的肥皂洗手，再用乾淨的手拿抗菌原子筆。

如此一來，具有防止細菌作用的 Th1 細胞，出場機會減少了，而 Th2 細胞的勢力則益發龐大。當 Th2 細胞占優勢的狀態一直持續下去，就容易製造 IgE 抗體，這樣很有可能就會容易過敏了。（衛生假

說）

　　我們如果沒有免疫系統，連一天都無法生存。過敏是免疫系統過剩造成的反應。為過敏所苦的人愈來愈多，代表我們生活的環境，是讓免疫系統不得不發生過剩反應的環境。

　　透過過敏，也許能讓我們對生活環境重新有所反思。

接觸各種不同東西，也能增加免疫力

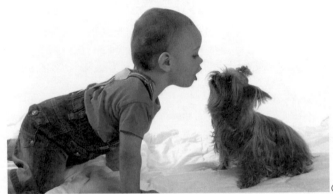

©Shmel-Fotolia.com

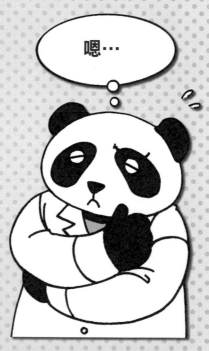

第3章

各式各樣的
過敏疾病

嗯…

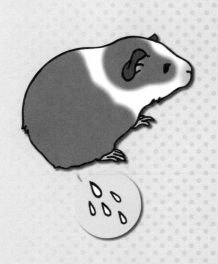

多數過敏患者會為噴嚏、流鼻水、支氣管氣喘或皮膚炎等症狀所困擾。即使症狀相似，只要不杜絕原因，就無法解決根本的問題。本章將列舉出各式過敏原及其症狀來做介紹。

花粉症是季節性過敏

　　現在日本人得的花粉症，原因絕大多數是由於杉樹花粉所引起的。但有報告指出，至少有約六十種的植物花粉會引起花粉症。除了杉樹花粉以外，還有檜樹、禾本科的鴨茅、豬草、艾草等較為人所知。

　　花粉症的特徵在於，症狀只會在該植物花粉飛舞的時期才會出現，因此稱為季節性過敏疾病。杉樹和檜樹的花粉在春天飛舞，鴨茅在夏天、豬草和艾草在秋天。預測今後次於杉和檜樹花粉的禾本科（如鴨茅等）植物花粉造成的花粉症案例會增加。

　　尤其是過敏體質者，當在杉樹花粉飛揚的時期結束而鬆了一口氣時，旋即又會因為其他花粉症而飽受困擾的病例，也許會有增加的可能性。

 # 花粉的真面目是什麼？

　　為了能與花粉症良好相處，讓我們來調查一下花粉的真相吧。

　　花裡面有花粉，花粉隨處可見，花粉肉眼看來呈粉末狀，但其實每個花粉都是細胞。杉樹花粉是從杉樹雄蕊中產生的，而花粉一定要到達雌蕊。這時傳播花粉的角色便由風來擔任。

　　像這樣由風當媒介，將雄蕊的花粉傳播到雌蕊的植物，叫做「風媒花」。從杉樹雄蕊釋出的花粉到達雌蕊後，「受粉」就成立了。

　　順道一提，花粉被大量製造後，能夠隨著風大範圍的四處移動到遠至20～30公里之處，因此不只雌蕊，就連人類也能吸到花粉，如

此一來花粉症就發作了。

四季分明的日本花粉種類豐富

杉樹花粉在春天散播

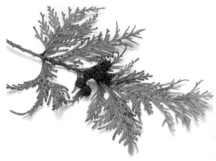

©Reika-Fotolia.com

鴨茅花粉在夏天散播

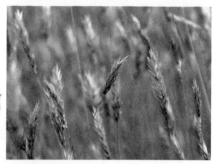

©kakuta-Fotolia.com

豬草（左）和艾草（右）花粉在秋天散播

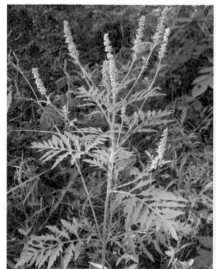

©Wikipedia

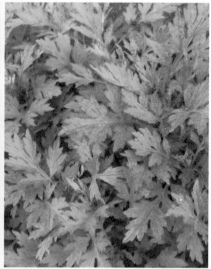

©Wikipedia

杉樹花粉飛舞的時期

　　杉樹開花雖然是在春天，但由於日本列島形狀南北細長，因此南方和北方春天到來的時期大致上不會相同。沖繩幾乎沒有杉樹，杉樹的蹤影最南端似乎是到屋久島，而屋久島的杉樹以樹齡二千年以上的大樹居多而著名。包含屋久島在內的九州，杉樹會於二月上旬開花，而雄蕊開始散布花粉。

　　再往北上，杉樹的分布地會止於東北地方。秋田杉雖著名，但最北只到津輕，北海道幾乎不見杉樹蹤影。不過近年來因為暖化影響，杉樹似乎有更加北上的趨勢。

　　在本州每年都飽受杉樹花粉症所困擾的人，若因工作關係調職至北海道，當下個杉樹花粉症季節再度來臨時，花粉症卻不會發作。過敏原沒了，自然不會出現過敏症狀。在杉樹花粉飛揚的場所發生的就是過敏。

　　然而，花粉症患者屬於過敏性體質的可能性很高，也就是說IgE抗體很容易被製造出來。北海道雖然沒有杉樹，但是有很多白樺樹。白樺樹也能成為過敏原，因此調職到北海道而免受花粉症所苦的人，之後還是十分有可能得到白樺花粉症。

　　反之亦然。在北海道為白樺花粉症苦惱的人，調職到沒有白樺的地方後，就不會有白樺花粉症了。但取而代之的是可能得到杉樹花粉症。

　　杉樹蹤影最北處的東北地方，在四月上旬杉樹開花，花粉開始飛舞。而其他地方大約在二月下旬開始開花。

屋久杉也會成為花粉症的過敏原。

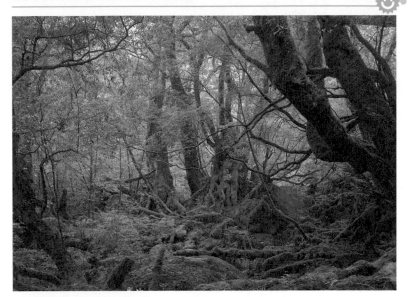

北海道沒有杉樹，但取而代之的是白樺。

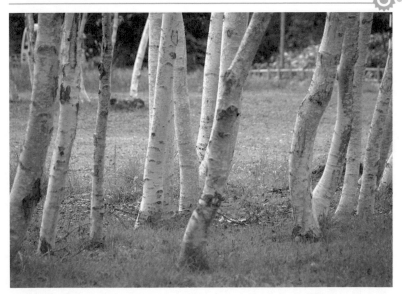

©Paylessimages-Fotolia.com

在酷暑的隔年
會有大量花粉飛揚

　　植物的花是從被稱為莖或枝的花芽這個部分成長為花苞，最後開花。杉樹的花芽在夏天長成，如果夏天很熱，花芽就會變多，到了來年的春天，這些花芽會一起綻放。

　　理所當然，從這麼多的花中會散播出大量花粉。因此，在酷暑的隔年一定要做好花粉會大量飛舞的心理準備。日本御盆節前的氣溫高低，是預測來春花粉量重要的指標之一。此外，春天若很溫暖，也會讓花開得繁盛，造成大量花粉飛揚。

　　在花粉症的季節中，天氣預報會報導花粉的散布情報，可見花粉症真的是日本的國民病。花粉症患者可能很清楚，在陰天或雨天時，花粉的飛舞量較少；而在空氣乾燥的萬里晴空日子，花粉會大量飛散。花粉症患者在春天時節，期待雨天或陰天的心情也是不可

散播花粉數的歷年變化（東京都內的例子）

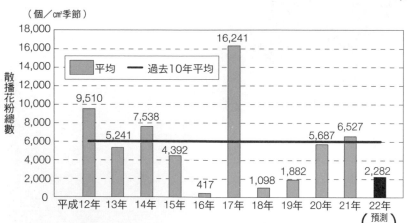

出處：東京都福祉保健局網站

謊言的。

花粉大致的飛散時期

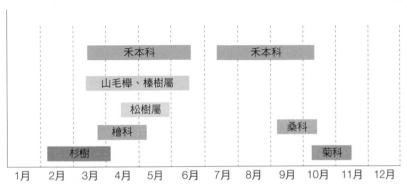

花粉症的原因及主要植物	
杉科	杉樹
檜科	檜
樺樹科	榛樹、白樺
山毛櫸科	櫟樹、麻櫟、栲樹、栗
銀杏科	銀杏
榆科	櫸
松科	赤松、黑松
禾本科	鴨茅、提摩西牧草、香黃花茅、黑麥草、早熟禾、看麥娘、稻子
菊科	豬草、加拿大一枝黃、艾草、大蓬草
桑科	葎草
其他（局地性）	甜菜、夜叉五倍子、杜松、橄欖樹、苧麻、木麻黃
其他（職業性）	蘋果、桃子、樫胡桃

花粉症的象徵性症狀

「打噴嚏」、「鼻塞」、「流鼻水」是花粉症出現在鼻子部位的三大症狀。在眼睛方面也會出現症狀，最常見的是「眼睛癢」、「流淚」、「眼睛充血」等症狀。

此外，也有如「喉嚨癢」、「皮膚癢」、「眼睛癢」、「發熱」、「疲累」等症狀出現。

如前章所述，得到花粉症的人，體內會製造與花粉這個過敏原對應的IgE抗體，並與肥胖細胞結合。當花粉附著在鼻子或眼睛的黏膜上時，因為黏膜下有許多肥胖細胞，與其結合的IgE抗體就會和花粉結合，刺激肥胖細胞。如此一來，肥胖細胞就會放出如組織胺等的化學傳達物質，使組織受刺激，而引起各種症狀。

因此，花粉症發作過一次的人，若花粉此過敏原進入體內後，發生花粉症的機率也較高。然而，就算出現症狀的比率很高，患者還是會想要盡可能地減輕症狀吧。

 # 想要減輕花粉症的症狀

那麼，如果想要減輕花粉症的症狀，該怎麼做呢？都是因為過敏原進入體內的緣故，症狀才會發生，所以單純地來想，只要不讓過敏原進來就好了。

只要到沒有過敏原的地方，亦即沒有花粉飛揚的地方，就能確保安全。然而，住在花粉四散區域的人，在現實生活中，不可能只在花粉滿天的時期移居到北海道或沖繩。

　　日常生活中，要做到盡量不吸到花粉、不讓花粉沾到身上。相信大部分人都已經這麼實踐了，但為了讓花粉連一丁點都不要進入體內，以下幾個防禦方法仍不可疏忽，如外出時戴口罩、戴防花粉用護目鏡、回家時將身上沾到的花粉拍掉等。知道了花粉症的犯人是花粉後，為了不讓犯人靠近，只要每天重複以上單純的流程，就能達到一定的效果。

　　身為醫師的我們，首先做的就是開藥。而藥物的處方箋適不適宜，我認為這是測試過敏科醫師醫術的方法。此外，有一種治療法叫「減敏療法」，不過此療法到症狀改善之前仍需要花一些時間。這種由醫師進行的治療法，將會在下章總結說明。

杉樹花粉與IgE抗體的反應

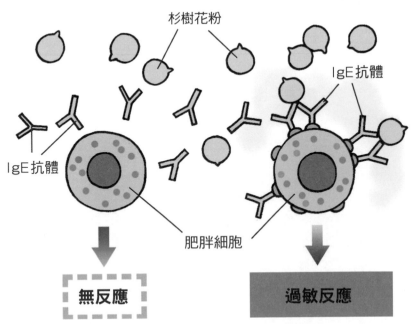

支氣管氣喘侵襲呼吸器官

　　當我們呼吸時，空氣會從喉嚨進入氣管。氣管到達底部後會分成2枝，稱為「支氣管」。支氣管氣喘就是由支氣管所引起的過敏疾病。

　　支氣管進入左右肺部後，會各自再分枝。這些支氣管會分支的愈來愈細，連接到最前端的「肺泡」。

　　肺泡為小袋子的形狀，肺便是由肺泡集合構成的。肺泡的四周有毛細血管包圍，我們吸入的氧氣是由肺泡運送到毛細血管的，接著肺泡會從毛細血管送出二氧化碳，通過呼吸道由口吐出，這便是呼吸。

　　呼吸道的重要任務是將氧氣運送到肺泡，若在這裡出現障礙就不妙了。而氣喘便是呼吸道出現問題而產生的疾病。

炎症慢性化會成為氣喘

　　氣喘是支氣管黏膜慢性發炎，由此狀態為基礎而造成的疾病。

　　大家都應該常聽到「發炎」這個詞。當胃部如針刺般疼痛而去醫院檢查時，醫生會說：「胃發炎了，你得了胃炎。」而胃部如針刺般作痛就是因為胃炎的緣故。引起胃部發炎的地方會紅腫而發熱。當身體組織呈現「發熱」、「變紅腫」、「會痛」的症狀時，稱為發炎，就像是某種燒傷一樣。

　　炎症的發生與免疫系統有關。當抗原進入體內後，免疫細胞們會開始運作。因為敵人入侵，所以為了防衛而戰，而作戰的戰場不可

能毫髮無傷，即使我們本身沒查覺到，但其實身體此戰場早已滿地瘡痍。

　　從醫學上來說，攻擊入侵抗原的免疫細胞會分泌各種化學物質，而這些化學物質會因作用而造成發熱或腫痛等。這種反應的出現就叫發炎。

呼吸器官的構造

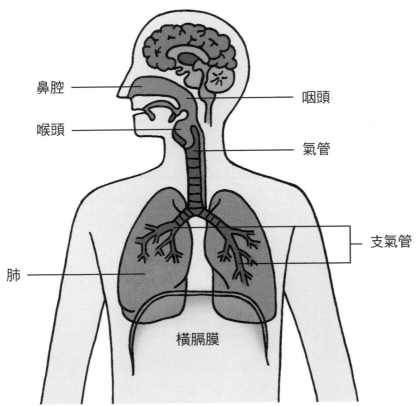

外因性與內因性

　　氣喘分為外因性和內因性。這裡的外因性原本是「異位性」之意，把它想成與「過敏」同樣意思也沒有關係。異位性（Atopy）是由希臘語的「Atopos（場所不特定、無法判定）」而來的語句。因為總是要統一一個說法比較好，因此便固定以「外因性」、「內因性」來稱呼。只要用語規定了，在一般的場合照著使用便不會混亂。

　　對應特定過敏原的IgE抗體製造出來後，所產生的過敏反應，如果出現氣喘症狀，就屬於「外因性」。而「內因性」則與過敏原無關。內因性氣喘的發作多與呼吸器的感染，也就是感冒或支氣管炎有直接關係。

　　哪種類型的氣喘比較多呢？以成人全體來看，是內因性較多。但是小兒氣喘則是壓倒性的以外因性占多數。

　　過敏治療的第一原則，是把生活環境中的過敏原排除。因此尤其是小兒氣喘的場合，一定要徹底了解造成病因的過敏原，才能期望有更進一步的治療，這點是非常重要的。

引起外因性氣喘的機制

　　造成氣喘原因的過敏原，最主要的代表是「塵蟎」，牠是一種以灰塵為食糧的蟎類，與吸血性的家壁虱不同。蟎的屍體或糞便當然是過敏原，但就連活的蟎也會是過敏原。實際上，造成屋塵過敏的主要原因就是塵蟎。

　　引起氣喘的機制與花粉症相同。過敏原進入支氣管，與IgE抗體緊密結合而使肥胖細受到刺激，因而放出組織胺等化學物質，引發症狀。

　　炎症是由免疫反應造成的，即使偏離了過敏反應，但因為免疫反應是由免疫細胞作用造成的，自然會因過敏反應而發炎。過敏原若持續入侵，使過敏反應頻繁發生的話，支氣管發炎就會呈慢性化。

　　以此狀態為基礎一再發作，就是氣喘。

塵蟎

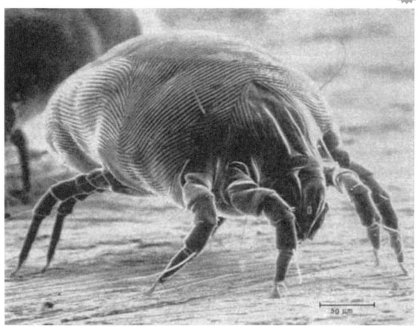

化學傳達物質會使支氣管變窄

所謂的產生過敏反應，就是肥胖細胞或嗜鹼性白血球等不停釋放出組織胺等化學傳達物質。

化學傳達物質會使包圍支氣管的平滑肌收縮，促使分泌如痰般的黏性物質，支氣管的內部直徑因而變窄。支氣管因為是空氣的通道，變窄之後通路不順，自然無法順暢呼吸，因此就會咳得很激烈，並且呼吸困難。

氣喘患者呼吸困難時發出的咻咻聲，在醫學上稱為「喘鳴」，但我會用簡單易懂的「咻咻呼吸聲」來代替喘鳴，本書之後提到喘鳴也以「咻咻呼吸聲」代替。

咳嗽或是咻咻呼吸聲、呼吸困難，是氣喘的主要症狀。

事實上，變窄的不只支氣管的內部直徑，支氣管本身也變窄了。這是因為化學傳達物質的影響，使支氣管外側的肌肉（平滑肌）收縮，支氣管因而變細。

若由外側而來的壓迫，會使內側附著上分泌物的話，支氣管的內部直徑會愈來愈狹窄，氣喘的症狀便因此而惡化。

自律神經的平衡失調

支氣管變窄的狀態（稱為狹窄）也與自律神經有關。自律神經分成交感神經和副交感神經，彼此的作用剛好相反，以維持平衡。交感神經使支氣管外側的肌肉擴張；相對的，副交感神經則是使肌肉收縮。因此若副交感神經的作用較強，支氣管的肌肉就會收縮，使

正常的支氣管與氣喘發作時的支氣管

正常的支氣管　　　　　　　　　**氣喘發作時的支氣管**

支氣管黏膜　　呼吸道　　　　　　　支氣管黏膜浮腫

彈性纖維束　　　　　　　　　　　　平滑肌纖維束
異常收縮使呼
吸道狹窄

支氣管軟骨接合

黏液造成呼
吸道閉塞

支氣管軟骨

平滑肌纖維束　　　　　　　　　彈性纖維束的收縮、肥厚

氣管變細，氣喘因此惡化。

　舉個極端的例子—「玫瑰氣喘」而言，有些特別敏感的人，即使處於完全沒有玫瑰花粉的環境，仍然會因為只是看到人造玫瑰花而氣喘發作。這種例子就與自律神經有關。

　交感神經的作用是增加脈搏跳動頻率。感覺不安時胸口會狂跳，就是由於不安感這種壓力會刺激交感神經，因此脈搏會加速。

　玫瑰氣喘患者因為在有玫瑰花的地方會氣喘發作，所以即使只是看見人造玫瑰花也會變得不安，副交感神經因而受刺激，使支氣管肌肉收縮，結果產生氣喘症狀。再舉個例子，有些夫妻常在孩子面

前大吵，每當吵架時，小孩因不安而造成氣喘發作的病例也是有的。

支氣管的過敏性反應

肥胖細胞或嗜鹼性白血球分泌的化學傳達物質，會使支氣管過度敏感，支氣管如果過度敏感，即使只施加一點點刺激，也會使支氣管阻塞，讓氣喘症狀惡化。

對氣喘患者而言，具有此特徵的狀態稱為呼吸道過敏。這種過敏與氣喘的嚴重程度呈正比，氣喘越嚴重的人，過敏的程度越高。但若氣喘有所改善，即使是氣喘重症患者，只要發作的次數減少，過敏也會改善。

治療如果順利，治癒的可能性也會變高。

危險的塵蟎

前面已經說過了，造成支氣管氣喘的過敏原裡最多的是塵蟎。根據一份小兒支氣管氣喘過敏原的調查顯示，全體患者的95％，體內有著與蟎相對應的IgE抗體。

調查一般住宅，約可發現十種蟎，但絕大多數是塵蟎。這種蟎非常喜歡有人居住的房子，因為溫度和濕度都十分適宜，又有充足的食物，只要和人類一起同住，就不會擔心餓肚子。

因為塵蟎繁殖力強，所以子孫繁盛。塵蟎的屍體及糞便都會成為屋塵，飄舞在空中。

氣喘兒的呼吸道過敏症和重症程度的關連性

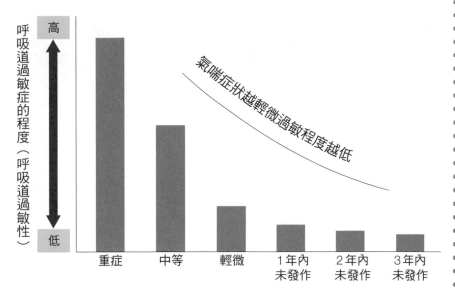

呼吸道過敏症的程度（呼吸道過敏性）

高

低

氣喘症狀越輕微過敏程度越低

重症　　中等　　輕微　　1年內未發作　　2年內未發作　　3年內未發作

　　治療過敏的第一原則是排除過敏原。因此製造一個讓氣喘最大的過敏原—塵蟎—不會接近的環境是非常重要的。

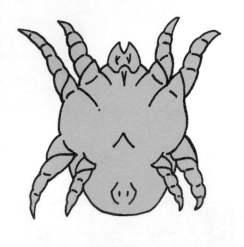

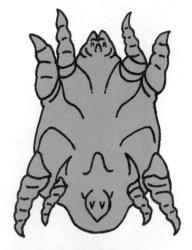

粉蟎　　　　　　　　　**歐洲室塵蟎**

 # 黴菌或寵物也是過敏原

　　氣喘的過敏原除了塵蟎之外，還有黴菌、寵物的毛或皮屑。黴菌無所不在，若稍微不注意，連食物都可能發黴。

　　最近，把貓或狗等寵物視為家人般飼養的人越來越多了，寵物在家中跟人一起生活作息，也成為理所當然的事。雖然寵物也是過敏原，但卻無法輕易地消除掉。

　　關於這一點，是治療氣喘上困難的地方。

可怕的全身性過敏反應

食物過敏原也會引起氣喘。相信絕大多數人都知道，有案例是吃了蕎麥麵以後發生嚴重過敏症狀的「蕎麥過敏」。對蕎麥過敏的人，即使只吃了一點點的蕎麥，都會引起強烈的過敏反應，甚至有死亡的危險。更有甚者，煮過蕎麥麵的湯底拿來煮烏龍麵，結果吃了烏龍麵以後，發生蕎麥過敏的例子也有。

蕎麥之類的食物過敏原進入口裡，消化吸收之後進入血液中，運送至全身。接著，肥胖細胞與結合的IgE抗體緊密附著，肥胖細胞此時會放出組織胺等化學物質。就食物過敏的情況而言，因為化學物質會隨著血液運送至全身，所以全身都會發生過敏反應。

體內的肥胖細胞釋放出組織胺，組織胺會使血管擴張。因為這是作用在全身血管的，所以血壓會急速降低，造成休克狀態，失去意識。

組織胺不只能使血管擴張，也能使支氣管收縮。當支氣管內部直徑變窄就會閉塞，如此一來氣喘症狀就發作了。

聲帶部位若腫起，便無法吸氣，這種情況稱為「喉頭浮腫」，屬於窒息狀態。若這些休克症狀和呼吸困難同時發作，會危及生命。這種狀態叫作全身性過敏反應（anaphylaxis）。

塵蟎等吸入性過敏原只能進入支氣管內部，所以只有氣管周圍的肥胖細胞會有所反應。但是食物過敏原會隨著血液運送至全身，與各種肥胖細胞都有機會產生作用。

因食物過敏而造成休克狀態及氣喘發作的情況，由於同時也會造成血壓低下、意識不清，所以非常危險。

可能造成全身性過敏反應的食品，除了蕎麥外，還有小麥、雞

因食物抗原而可能造成的疾病或症狀

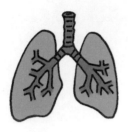

支氣管氣喘
喉頭浮腫

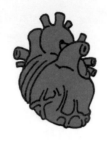

心律不整、心搏過緩
血壓低下

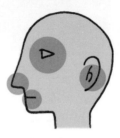

過敏性結膜炎
滲出性中耳炎
過敏性鼻炎
口腔過敏

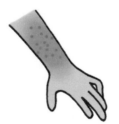

蕁麻疹
異位性皮膚炎

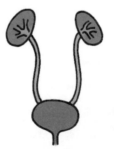

過敏性夜尿
過敏性血尿

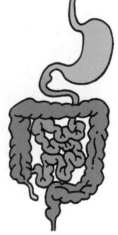

腹瀉、嘔吐
血便、腹痛、便祕
（消化器官過敏）

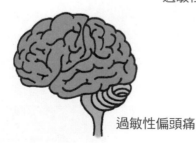

過敏性偏頭痛

全身性過敏的症狀例／一般的全身性過敏

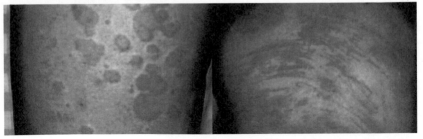

蛋、牛奶、花生等等，依個人狀況有所不同。日本厚生勞働省要求
食品加工業者，對於加工食品有義務標示出是否含有上述食品成分
（請參照p.99）。除了這些食品外，仍需注意有其他可能造成過敏的
食品。

 # 與過敏原無關的內因性氣喘

　有的支氣管氣喘與特定的過敏原無關，因此不會造成過敏反應。
這種內因性氣喘病患多是成人。兒童患者則是以塵蟎作為過敏原的
外因性氣喘，占了壓倒性的多數。

　內因性氣喘主要是因感冒或支氣管炎等原因，而出現氣喘症狀。
通常在感冒發燒2～3天後，容易有發作的傾向。

　病患本人沒有過敏疾患，家族中也沒有人是過敏體質者，在做了
血液檢測或皮膚檢測後也未呈現陽性反應，卻發生氣喘，這是內因
性氣喘的特徵。

小兒氣喘初期需適當治療

　　有關治療法，我會以基本的過敏治療和臨床現場想傳授的知識為中心，在下一章做介紹。

　　然而，在支氣管氣喘方面，則有些特別的情況。氣喘是有可致死能的疾病，但遺憾的是在因氣喘而過世的人裡，本人及其家屬因不適當的判斷而喪命的案例還是非常多。對於氣喘患者而言，接受適當治療，並確實做好日常生活管理，是與性命息息相關、非常重要的事。此外，氣喘是兒童最常見的疾病，若在初期沒有做好適當的治療，十分有可能造成氣喘慢性化或惡化。

　　目前已確立了治療的三大基準，身為臨床醫師，我希望大家基本上都能遵守這三大基準的治療法。

氣喘死亡率的推移（人口十萬人比）

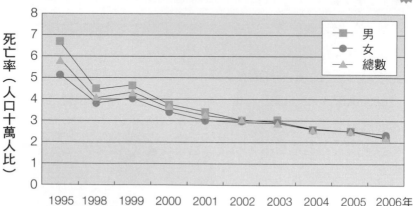

出處：2006 年度厚生勞働省人口動態調查

※日本厚生勞働省的業務範圍約等於衛生署。

治療的三大支柱

　　現在以小兒氣喘為例來做介紹。當小兒氣喘的孩子再三發作時，首先需要以藥物抑制症狀。藥效出現後，如果發作的次數變少或症狀減輕時，就可以減少藥劑用量。這便是治療的第一根支柱─藥物治療。

　　第二根支柱是**鍛鍊身體**。氣喘是支氣管內發生的毛病，我們可以把氣喘患者的身體想成「放入了氣喘的箱子」。正因支氣管很弱，所以會造成氣喘，因此一定要鍛煉及強化放入了衰弱支氣管的身體。運動可以強化心肺機能，我建議大家以冷水浴鍛鍊皮膚。重複以冷水刺激皮膚，自律神經的功能也會強化。

　　如果箱子上有洞，即使裝了水也會漏出來。同樣的，身體如果不夠強壯，服用再多的藥物，也不能期待有多大的效果。

　　第三根支柱是**環境整頓**。氣喘的最大過敏原是塵蟎，混入塵蟎的家中灰塵是增加氣喘惡化的因子。治療過敏的第一原則是排除過敏原。因此一定要消除生活環境中（尤其是寢室）的屋塵，亦即勤快掃除是基本工夫 。

　　去除原因物質、強化支撐衰弱氣管的身體、以藥物改善發生問題的部分─缺少這三大支柱的任一根，就不能期待會得到更好的治療效果，我希望大家能理解這一點。

	呼吸的鍛鍊	心、肺的鍛鍊	皮膚的鍛鍊
鍛鍊法	腹式呼吸 座禪 合唱、聲樂 樂器演奏 瑜伽、太極拳	跑步、慢跑 跳繩 游泳 劍道、柔道 棒球、足球、美式足球 網球、羽毛球、桌球 芭蕾、有氧舞蹈、社交舞 競技體操	冷水浴 （從頭淋起） 不要穿太多

異位性皮膚炎的治療歷史仍很短

異位性皮膚炎對患者而言，當然是很令人苦惱的疾病，但對醫師而言也是很麻煩的疾病。

前面提過的支氣管氣喘，大約是隨著大氣污染的1960年之後病例開始增加，因此對於此疾病相關的知識，有50年以上的累積。從1980年後半起，也開始利用高性能的支氣管內視鏡等做精密的檢查。由於能夠詳細理解支氣管黏膜的狀態，因此治療的方針也更加清楚。

然而，異位性皮膚炎就不是這麼一回事了。某份報告顯示，異位性皮膚炎患者約從20年前開始增加，最近10年間增加得更多，在10～20名兒童裡，就有一個會罹患異位性皮膚炎。不止兒童，得到重症異位性皮膚炎的成人也急速增加。對疾病的知識還不夠多，再加上短期內患者急增的事實，讓醫師對異位性皮膚炎也難以掌握。

不過最近隨著指導方針的普及，獲得醫師共識的治療法也開始盛

行，相信今後患者的不安也能漸漸消去。

 # 皮膚炎的慢性化

異位性皮膚炎是皮膚發炎、奇癢無比的慢性皮膚病。

首先來介紹一下得到異位性皮膚炎的皮膚特徵。若用一句話來說，就是皮膚的防衛機能低下。那麼，皮膚有什麼功用呢？

我們的皮膚是由好幾層細胞如同城牆的石垣般重疊而成。城牆的石垣堆得越高，就能保衛城牆免受敵人襲擊。皮膚也守護著我們，不讓細菌等外敵入侵。

雖然皮膚感覺只有薄薄的一層膜，但卻具有非常多功能。依照功能，皮膚可以分為三層，最外側是「角質層」，其次是「表皮層」，最裡面的是「真皮層」。這種構造並不是固定的，最內部的細胞會逐漸上到表面，當到達角質後，最後會成為污垢而脫落。從美容的角度來看，角質若變厚，肌膚的透明感就會消失，也不好上妝，因此角質的照顧是很重要的。

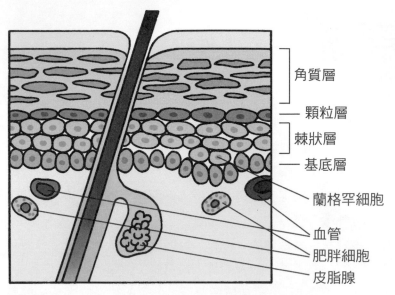

角質層

顆粒層

棘狀層

基底層

蘭格罕細胞

血管

肥胖細胞

皮脂腺

 # 皮膚的防衛機能低下

　　侵襲我們的外敵，首先會直接與角質層接觸，角質為了不讓外敵入侵，而擔任防禦的職責。

　　在角質層下的表皮層，有巨噬細胞目光炯炯地監視是否有細菌入侵。這些免疫細胞在真皮層間來來回回，絲毫不放鬆的佈下防禦網。

　　真皮層有神經和血管，此外還有扮演過敏反應主要角色之一的肥胖細胞。

　　那麼，當擁有以上構造和功用的皮膚防禦機能低下時，會發生什麼事呢？

　　表面角質層的細胞和細胞之間，有一種被稱為「神經醯胺」的脂質，扮演接著劑的角色。細胞間如果有空隙，水分就會流失，使角質層乾燥。

　　異位性皮膚炎患者的皮膚，因為擔任細胞接著劑的神經醯胺不足，所以皮膚很粗糙。可以比喻成混凝土外牆的水泥不足，也就是又乾又粗的狀態。

　　皮膚呈現這種現象時稱為乾性肌。一旦呈現此狀態，細菌和病毒就很容易侵入細胞和細胞之間的隙縫，亦即角質的防衛機能明顯低下了。

健康肌膚與乾性肌

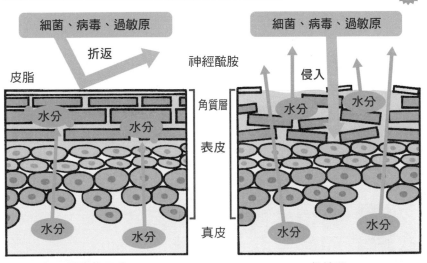

健康的肌膚

健康的肌膚因為具有防禦功能，所以可以阻擋外來的過敏原或病菌等，也可以防止水分流失。

乾性肌

粗糙乾燥的肌膚防禦機能低下，外來的過敏原或病菌因此可以通過。此外，由於水分容易流失，會因刺激而變敏感。

找出特定過敏原是很困難的

異位性皮膚炎患者想要知道自己對哪些特定過敏原過敏，是很困難的一件事。若進行血液檢測，往往會對複數的過敏原產生陽性反應。

不過，塵蟎或屋塵已經確定是最主要的原因了（約15％）。而兒童的病例，則被認為與食物過敏原較有關。事實上，因食物造成異位性皮膚炎的比率約為20％（0～5歲的場合）。容易成為食物過敏原的食品，包含蛋、牛奶、大豆、小麥及芝麻等。而寵物是過敏原的案例也十分多。

杉樹花粉症的過敏原是杉樹，因此只要遠離杉樹花粉即可。但相對來說，異位性皮膚炎的過敏原可能是塵蟎，也可能是小麥，還有可能是家中飼養的貓咪也不一定，因此光從這一點看來，異位性皮膚炎還真可說是難纏的疾病。

除了食物之外，生活環境中為數眾多的各種因子，如大氣污染、水、洗碗精、食品添加物、食用油以及氣候等，都是會使過敏更加惡化的過敏原。

異位性皮膚炎會因乾性肌而產生惡性循環

造成異位性皮膚炎的原因，是因為侵入的過敏原緊緊附著在與肥胖細胞結合的IgE抗體上，肥胖細胞便放出組織胺等化學傳達物質，接著產生反應。跟其他過敏性疾病引發的機制一樣，這種反應作用在皮膚上，就成為皮膚炎。

　　皮膚的真皮層有肥胖細胞。從肥胖細胞中會釋放出組織胺或細胞激素。在真皮層中，神經細胞會往表面的方向長，而組織胺或細胞激素一刺激神經細胞，皮膚就會奇癢無比。

　　在白天也許我們會有意識的克制想搔癢的欲望，但等到睡著之後，便會無意識的搔抓皮膚。乾性肌狀態的皮膚因為粗糙又乾燥，很容易受傷。傷口有細菌感染，皮膚的狀態就會更加惡化，這種惡性循環很難中止，疾病因而慢性化。

　　在治療上，一定要從中斷這種惡性循環著手。

異位性皮膚炎發作時期及主因

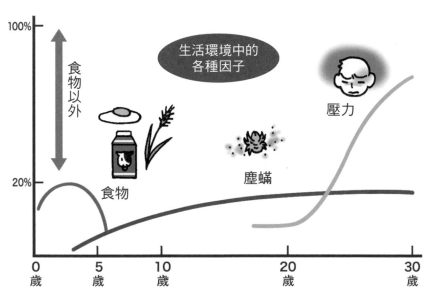

注意食物過敏的症狀

　　食物過敏的過敏原是食物，是因過敏反應而造成的疾病。我們一年365天都要攝取食物，對於跟食物過敏無緣的人來說，時間到了就吃，飲食是放鬆的時間。然而對食物過敏的人而言，卻要時時意識「哪些食物是不可以吃的」。

　　食物過敏的特徵是症狀會出現在全身的組織和臟器，如呼吸器官、循環器官、眼睛、皮膚、鼻子、消化器官、中樞神經系統及泌尿系統等等。由小腸吸收的過敏原進入血液，運行至全身，而所到達之處，過敏原會與和肥胖細胞結合的IgE抗體牢牢附著在一起。

　　食物過敏原隨著血液輸送，若是在支氣管旁，與和肥胖細胞結合的抗體附著在一起的話，該處就會放出組織胺，由於組織胺的運作而使氣管變窄，支氣管氣喘症狀因而發作。

　　支氣管氣喘也會因食物過敏而發作。支氣管氣喘最主要的過敏原是塵蟎。塵蟎從喉嚨通過氣管到達支氣管，在此與跟肥胖細胞結合的IgE抗體黏在一起，釋放出組織胺，支氣管因而緊縮，造成支氣管氣喘。總之，即使過敏原的種類和侵入路徑不同，只要這些過敏原與IgE抗體結合，之後都會產生同樣反應。

　　食物過敏原如果與皮膚的肥胖細胞結合，就會出現異位性皮膚炎。

　　一提到食物過敏，可能大家都會想到腹痛或腹瀉。但這是因為過敏原偶爾會與腸黏膜的肥胖細胞結合，在該處所發生的過敏反應。

有義務需標示出來，易成為過敏原的食品

一定要標示的 7項食品	蛋、奶、小麥、蕎麥、落花生、蝦子、螃蟹
建議標示的 18項食品	鮑魚、烏賊、鮭魚卵、柳橙、奇異果、牛肉、胡桃、酒、鯖魚、大豆、雞肉、豬肉、松茸、桃子、番薯、蘋果、吉利丁、香蕉

 # 慎重確認食物過敏原

　　容易成為過敏原的食物，對嬰幼兒而言，有蛋、牛奶、大豆、小麥和芝麻等；而對成人而言，則有甲殼類、小麥、蕎麥、水果及魚類等。

　　治療過敏的基本就是去除過敏原。以食物過敏來說，對於有可能成為過敏原的食物，一定要先調查好在平日常吃的食物中，哪些會成為過敏原。至於其他過敏疾病，只要透過血液檢測就可以得知哪些是特定過敏原。

　　然而，食物過敏單靠血液檢測是不夠的。還要進行食物排除測試和負荷測試。

　　排除測試是暫時不要吃可能造成過敏原因的食物，再依症狀及情況來決定。例如，若蛋是造成過敏的原因，假如不吃蛋的話，自然過敏症狀就不會出現。排除測試便是這種測試。

　　排除過敏原的期間是14天，以蛋為例，包括蛋和使用到蛋的加工食品一律排除不吃，然後再觀查症狀。如果因為沒有吃蛋及蛋製品，而過敏的症狀經觀察後有所減輕的話，那由蛋引起過敏的可能性就相當高。

但是在這個階段，還不能完全斷定蛋就是過敏原。因為症狀變輕的原因，或許是其他因素也說不定。

接著，就要進行負荷測試。飲食排除蛋類後如果症狀變輕，接著就試著開始吃一點蛋或蛋製品。這就是負荷測試。負荷測試的期間約為2週。這個測試中，如果因為再次吃了蛋或蛋製品而使症狀惡化，就可以判斷蛋是過敏原。

排除測試如果多加注意，其實執行起來並不會太困難。不要吃到蛋，至於加工食品因為包裝上都有標示，只要在確認上不偷懶即可。

但是負荷測試卻伴隨著危險性。一定只能吃少量來檢視自身狀態，如果量太多，極端一點可能會出現休克症狀。因此這個測試一定要跟有經驗的醫師諮詢後再執行。

 ## 血液檢測即使是陽性，症狀也不一定會出現

若要找出食物過敏的過敏原，首先要進行血液檢測，調查血液中的IgE抗體。但是如前所述，血液檢測的效果不會百分之百正確。

血液檢測時如果發現了對應大豆的IgE抗體，稱為「對大豆產生陽性反應」。也就是大豆為過敏原，吃了大豆會過敏。然而還是有即使檢測出來對大豆是陽性，但吃了大豆後還是完全不會過敏的案例。像這種檢查為陽性，但沒有出現症狀的例子，醫師稱為偽陽性。

厚生勞働省調查顯示，有20％～60％的結果會出現偽陽性。血液檢測即使呈現大豆的陽性反應，但若實際上吃了大豆仍沒有過敏症狀的話，代表沒有問題。但有的媽媽一知道孩子的血液檢測對大豆

從攝取食物到症狀出現前的時間經過3類型

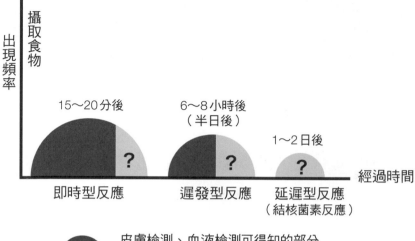

皮膚檢測、血液檢測可得知的部分
＊1 血液檢查呈陽性

皮膚檢測、血液檢測無法得知的部分
＊2 血液檢查未呈陽性

呈現陽性反應，就不讓孩子吃大豆或大豆製品。但其實在陽性反應中，也包含了可能不會出現症狀的偽陽性。

　對於血液檢測出現陽性反應的食品，如果完全不吃的話，對於成長期的孩子而言會造成嚴重的影響。負責準備菜色的母親，如果一直想著這也不能吃、那也不能吃，每天三餐這樣循環下來，神經也會衰弱。因此一定要注意，不要只因為血液檢測的結果，而造成錯誤的飲食限制。

　食物過敏或異位性皮膚炎、支氣管氣喘、蕁麻疹等，這些與食物

過敏原相關的疾病，在檢查過敏原的時候，只靠血液檢測是不夠的。在不清楚過敏原因是不是由食物造成時，一定要先與專業醫師諮詢，進行排除測試及負荷測試。

至於全身性過敏反應，因為具危險性，所以原則上不進行負荷測試。

厚生勞働省科學研究
＜食物過敏的實態及引發物質的解明研究＞

過敏原	食物負荷測試	血液檢測	兩者陽性率之差
蛋	63%	84%	84－63＝21%
牛奶	41%	75%	75－41＝34%
小麥	32%	84%	84－32＝52%
大豆	15%	79%	79－15＝64%

出處：2002年厚生勞働省研究報告書／今井孝成分擔研究部分節錄

 # 蕁麻疹分為過敏性及非過敏性

蕁麻疹是皮膚會發癢、出現紅色小疱的疾病。分成因特定過敏原造成的病例，以及與過敏原無關的病例。

因過敏原而造成的蕁麻疹，跟其他過敏性疾病的發作機制是一樣的。皮膚中與肥胖細胞結合的IgE抗體，和過敏原緊緊附著在一起後，受到刺激的肥胖細胞會釋放出組織胺。

　　組織胺會使毛細血管擴張，血液中的液體成分因而漏到血管外。這種因組織胺作用而造成的反應就是發炎。

　　漏到皮膚組織的液體成分，從原本所在的血管內被趕出來，因為一定要找到一個棲身之處，便於皮膚表面隆起。

　　此外，由於毛細血管擴張，在血管內流過的血液量會增加，因此皮膚會變紅，而且覺得有發熱感。喝了酒或泡溫泉時，臉或身體會變紅、發燙，就是因為身體局部發生了這種反應的緣故。不過飲酒跟泡湯感覺很舒服，但蕁麻疹卻因為會發癢而讓人不快。

　　蕁麻疹會癢的原因，是因為組織胺刺激神經的關係。

蕁麻疹發生原因

1. 食物造成
2. 藥物造成
3. 感染
4. 壓力持續累積時
5. 寒冷刺激或溫熱刺激

若與上述原因無關，則可能是體質關係。換季時期（溫度變化）、過度疲勞、壓力、經期前等原因可能造成惡化。

蕁麻疹的原因多是食物過敏原

造成蕁麻疹的原因，最主要的是食物過敏原。大家可能都聽過類似的話：「吃了鯖魚會得蕁麻疹」，但除此之外，蝦子、螃蟹、鮪魚、柴魚、烏賊或章魚等魚貝類、肉、蛋、牛奶等食物過敏原，也是非常容易造成蕁麻疹的。

而感冒藥或抗生劑等藥物，也會造成蕁麻疹。服用相同藥物後，若總是出現同樣症狀，本人應該就會查覺到異狀了。

皮膚突然受涼時，也會出現蕁麻疹，稱為寒冷性蕁麻疹。相反的，皮膚過熱時出現的蕁麻疹，稱為溫熱性蕁麻疹。

也有的蕁麻疹是由壓力造成的。不過比起因壓力過大而出現蕁麻疹的例子，更多的案例是壓力消除後蕁麻疹反而發作。例如一整天的高壓工作結束後，回家後一放鬆就突然出現了蕁麻疹—從緊張狀態解放之後，自律神經進行轉換之際造成蕁麻疹的場合很常見。

當得到病毒型感冒時，病毒會在體內四散，造成免疫反應而引起蕁麻疹。這是由病毒或細菌感染造成的蕁麻疹。

如上所述，蕁麻疹的原因各式各樣，但也有與各種原因都不符合，找不出明確原因的蕁麻疹，稱為「體質性蕁麻疹」，在醫學上原因不明。

任何藥都可能造成藥物過敏

內服藥、外敷藥、注射藥，任何藥物都可能是引起過敏的原因，症狀也很多樣化。在呼吸器官出現的過敏，也可能造成支氣管氣喘

在皮膚組織中蕁麻疹的發作系統

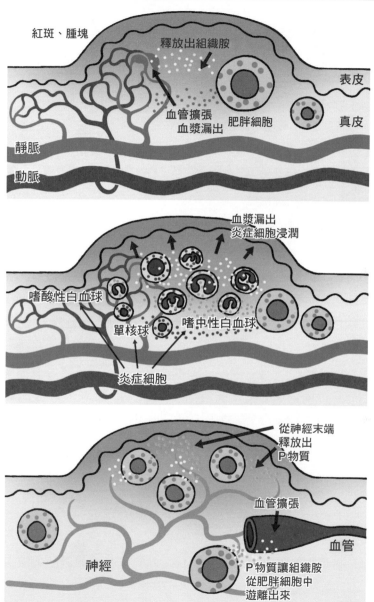

* P物質＝神經胜肽的一種

發作。皮膚也會出現蕁麻疹症狀或皮膚炎、黏膜潰爛或是鼻炎、結膜炎等。

　一般而言，引發過敏的過敏原是蛋白質。藥是化學物質，不是蛋白質，因此通常不會單獨成為過敏原。但藥物若在血液中與蛋白質附著在一起，就會和成為過敏原的IgE抗體結合，產生過敏反應，這就是 I 型過敏。

 # T細胞產生反應的第IV型過敏

　在第 I 型過敏中，是由 B 細胞製造抗體。但是，也有和 B 細胞無關的過敏，那就是第 IV 型過敏。這種型式，是在第 I 型中對 B 細胞下達指令的 T 細胞，得到了巨噬細胞發出的抗原相關情報後產生反應，釋放出細胞激素，造成過敏。藥物過敏中，也有因第 IV 過敏模式而造成的過敏。麻煩的是，也有第 II 型、第 III 型過敏。（請參照 p.62）

　代表性的鎮痛劑阿斯匹林，可能會造成過敏。雖然會有激烈氣喘的症狀，但這種過敏的發作機制，無法歸為第 I 型或第 IV 型。即使從發作機制的觀點來看，藥物過敏仍是很複雜的疾病。

藥物過敏發作的2種類型

肥胖細胞產生反應的第Ⅰ型過敏

1小時後出現症狀的類型	・蕁麻疹 ・皮疹 ・呼吸困難 ・低血壓

T細胞產生反應的第Ⅳ型過敏

隔日之後才出現症狀的類型	・糜爛……皮膚或黏膜腫起 ・史蒂芬強生症候群……全身起疹子、發高燒 ・血管炎……手足腫大 ＊嚴重藥物過敏會致死，需特別注意

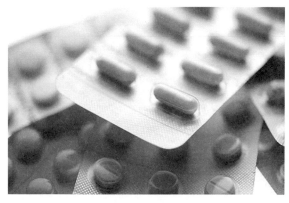

©Paylessimages-Fotolia.com

金屬過敏會出現在
意想不到的地方？

耳環或項鍊等金屬首飾，可能會讓皮膚起疹子，這就是金屬過敏。這種過敏的發作機制屬於IV型。

和首飾接觸的皮膚流汗後，金屬會起反應溶於汗水中，進入皮膚裡。皮膚中的巨噬細胞將此一情報傳達給T細胞，接著化學物質就會被放出來，造成皮膚炎。

金屬過敏的症狀稱為接觸性皮膚炎。造成過敏原因的物質與皮膚接觸之後，發生免疫反應，使皮膚發炎。接觸性皮膚炎的原因不只金屬，只要皮膚發炎起疹子等，就是接觸性皮膚炎。

日用品當中有許多東西，是造成皮膚炎的原因，化妝品、洗潔劑、眼鏡、內衣、各種的化學藥品等。在職業別上，製作漆器的人常罹患的斑疹，也是一種接觸性皮膚炎。

過敏治療的基礎是排除過敏原。但因為金屬過敏如果不碰到原因物質就不會發作，所以在現實治療上十分棘手。使用藥物的對症治療法，也是視情況而有必要的。

金屬過敏麻煩的地方在於，造成過敏的金屬在不同的接觸部位，仍會一再引起皮膚炎。治療蛀牙時用來補洞的金屬，在非口腔內的部位（例如離得很遠的手腳），也有可能造成金屬過敏。

接觸性皮膚炎好發部位及接觸源的種類

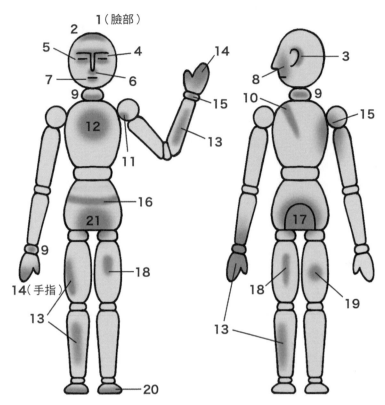

1：植物、花粉、空氣中的抗原
2：帽子內部皮革、髮網
3：眼鏡架、電話機、耳環
4：做指甲或手指上的抗原沾到眼睛
5：眼藥水
6：點鼻藥
7：口紅、腮紅、牙膏
8：粉底、化妝品（男女皆同）
9：項鍊、墜子、衣服、毛皮、手環、錶帶
10：（吊帶褲等的）帶子

11：衣服、止汗劑
12：識別章等的金屬
13：植物
14：鋼筆、道具、香煙、戒指
15：衣服
16：內褲
17：馬桶坐墊的套子
18：（吊帶襪的）帶子
19：椅子的金屬部分、亮光漆
20：鞋子、襪子
21：保險套、漆

近年逐漸增加的寵物過敏

　　近來寵物過敏逐漸增加。其中最具代表性的是對貓過敏。對貓過敏的原因物質是皮脂腺中的蛋白質，而當貓咪發情期到的時候，從雄貓的皮脂腺中會分泌出很多蛋白質。若貓在沙發上睡覺，過敏物質就會沾到沙發上，等到它變乾燥，就會變成灰塵在空中飛揚。人只要一動，過敏物質就會在房內紛飛，所以是很麻煩的過敏原。

　　此外，這種物質的黏著性非常強，能夠緊緊黏在牆壁或天花板上，不會消失。養貓的人即使搬家了，這種物質仍會存留著。曾經就有過這樣的例子，下一個搬進來的人出現過敏症狀，追查的結果發現屋塵中有著對貓過敏的原因物質。這種原因物質即使過了半年，減少的量還是無法超過一半。

　　對狗過敏的原因物質是狗毛或皮屑。因為它們會在空中浮游，所以一定要經常打掃。

　　天竺鼠等囓齒類動物，尿中的蛋白質是造成過敏的原因。天竺鼠會尿在木屑或報紙上，若天竺鼠在該處沙沙地移動，乾燥的過敏物質會飛起來，人吸進去的話就會過敏。

　　寵物過敏依寵物種類不同，原因物質也不同。

　　從皮脂腺產生的蛋白質、狗的毛或皮屑、混在尿中的蛋白質，即使這種過敏原都排除了，狗還是會掉毛、而天竺鼠也仍然會小便。只要養了寵物，就會一直製造原因物質。

　　即使如此，視同家人般的寵物也無法被「除去」。這是寵物過敏的難處。

視寵物為家人的家庭，如何對付寵物過敏是個難題

狗

貓

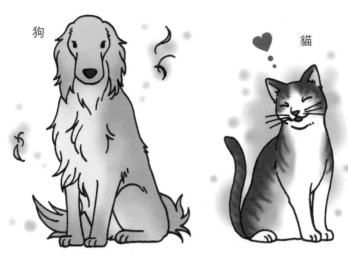

貓狗都可能成為過敏原

天竺鼠

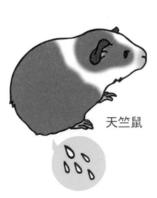

天竺鼠的尿裡也可能有過敏原

嗯…

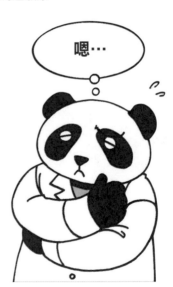

對兔子過敏的原因，
更多是因花粉而起？

　　有幾成的病例原本認為是對兔子過敏，但其實過敏原因不是兔子，而是兔子的飼料鴨茅牧草造成的。

　　鴨茅是禾本科植物，常用來作為兔子飼料，因此是會造成植物過敏的過敏原。也就是說並非全部的病例都是對兔子過敏，有一部分是對鴨茅過敏（花粉過敏）。

　　養兔子的人當懷疑自己是不是過敏的時候，建議也考慮一下可能是鴨茅過敏。

寵物飼料也是造成過敏的原因

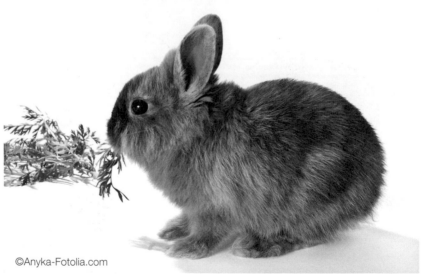

©Anyka-Fotolia.com

第4章

過敏治療
最新資訊

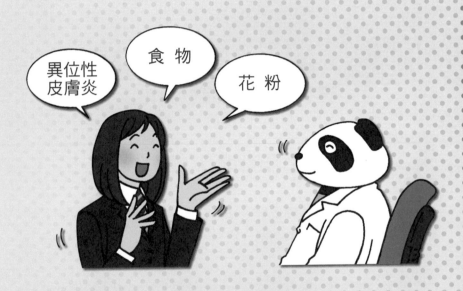

異位性皮膚炎

食物

花粉

不管哪一種過敏，都有共通的「治療的第一原則」。那就是去除掉生活中的過敏原，雖然僅只這一點，但現實上卻是很棘手的問題。本章將介紹最新的治療資訊，包含消除過敏原的具體方法、類固醇及抗體注射等。

過敏治療的基本原則

　　不論何種疾病，治療的第一原則，都是去除疾病的原因。過敏治療的原則是去除過敏原，我已經在本書中強調過這一點非常多遍了，而這是有理由的。過敏是因為過敏原侵入體內而造成的疾病，換言之，如果過敏原沒有入侵，疾病就不會發作。

　　不管是多嚴重的屋塵（塵蟎）過敏患者，若能居住在宇宙太空站中，由於那裡沒有塵蟎，所以過敏症狀應該能夠完全治癒，不再復發吧。

　　治療的第一原則：

「盡量消除生活環境中會 導致過敏的原因物質吧！」

減少生活環境中的塵蟎

　　支氣管氣喘或經年性過敏疾病最大的過敏原是塵蟎。而混入了塵蟎的屋塵，也就是家中的灰塵、塵土，也是造成其他過敏性疾病惡化的主因。

　　因此，不論是要去除過敏原，或是消除惡化的主因，塵蟎對策都絕對不可以懈怠。

　　聽起來可能會覺得很誇張，但實際上過敏疾病的日常管理，只要遵守最基本的常識即可。如果家中有過敏患者，在清掃家裡、使用吸塵器時，最好也能意識到被吸塵器吸進去的不僅僅是灰塵，而是混雜了塵蟎的灰塵。

　　塵蟎喜歡氣溫20～30℃、濕度60～80％的環境。有舒適的環境，塵蟎就能不停繁殖；環境不佳，就會抑制繁殖力，這種觀點也是需要具備的。近來日本居住環境密閉性高，通風不佳，而通風差且濕度高的條件，恰好是塵蟎所喜歡的。因此即使是冬天，仍需要經常開窗，讓空氣流通，預防濕度變得太高。所以換氣也是重點之一。

　　對過敏患者而言，在家中最可能和塵蟎接觸到的地點，到底是哪裡呢？一般而言是寢室。

塵蟎在顯微鏡下的圖片

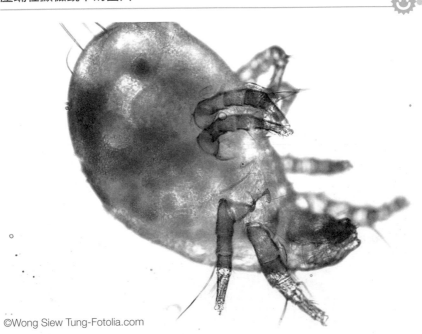

©Wong Siew Tung-Fotolia.com

一天裡有三分之一的時間，我們會在寢室度過。重點性的掃除，只要知道哪些是清掃時要留意的場所，就不用過分費盡心力在「把家裡徹底打掃乾淨」上，這樣塵蟎對策的效果也能提高。

把每日的家事都當成極為理所當然的塵蟎對策，時時刻刻放在心上。從塵蟎對策的觀點來看打掃這件事，就能知道做家事時該把重點擺在哪裡，之後就是養成習慣並持續。

關於具體的對策，坊間已出版了數冊可供參考的實用書。此外，用賀過敏診所的網站上，因為介紹了現階段公認有效的對策，讀者也可參考。

家庭中易生塵蟎的確認重點

家庭中易生塵蟎的確認重點

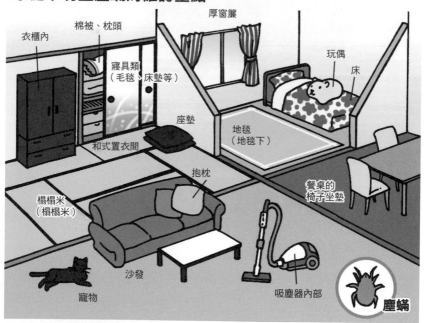

衣櫃內
棉被、枕頭
厚窗簾
玩偶
床
寢具類（毛毯、床墊等）
座墊
地毯（地毯下）
和式置衣間
抱枕
餐桌的椅子坐墊
榻榻米（榻榻米）
沙發
寵物
吸塵器內部
塵蟎

類固醇的壞印象

治療過敏的藥有類固醇，但是討厭類固醇的人非常多。醫生在診療過敏患者時，常需要花5分鐘、有時將近10分鐘的時間來說明類固醇，無法在3分鐘內看診完畢。

有人會抱持著不安的想法，認為一旦用了類固醇，就一輩子都要依賴這個藥了。此外，至今為止，使用了類固醇類的外用藥物（塗抹藥）後，反應身體不舒服的病患也不少。使用類固醇後，肥胖細胞和淋巴球會產生作用，使細胞膜安定，因此化學物質便不會再分泌，炎症因而消失。類固醇在此方面是很有效的。

覺得病好了便停藥→停藥後復發→驚慌失措再度擦藥→病好了停藥→疾病復發……這種情況一再重複。最壞的情形是停藥時症狀再度出現（回躍反應），患者因而會覺得「這是馬上會使疾病復發的藥」，而抱持著不信任感。但其實會發生上述情形，是因為類固醇的用法錯誤。確切的說，是給予類固醇的醫師沒有在事前詳細說明，這才是主要的原因所在。

如前所述，異位性皮膚炎是這20多年來急速增加的過敏疾病，因此我認為對醫師來說，尚有很多不清楚之處，而對類固醇的說明也還不足之故。

不過，現今的醫學已經知道吸入性類固醇該如何正確使用了。過去對內服類固醇抱排斥想法的人，現在也應該可以理解，只要正確使用吸入性類固醇，就能收得良好藥效了。

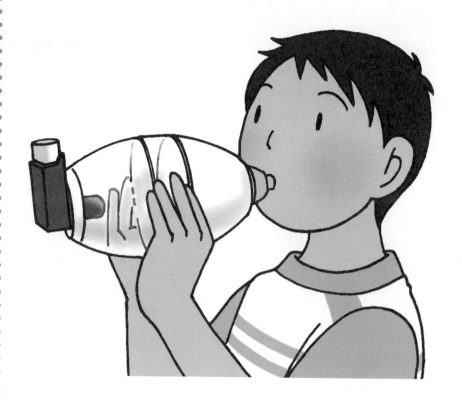

 # 遵循藥的使用方法

　　身為醫師，我們也是盡量避免使用類固醇。不止類固醇，能夠不開藥我們就盡量不開藥。但是藥物的確有一定效果，問題在於使用方法。正確用藥，就能發揮最大藥效，並將副作用減到最小。

　　市面上的藥物說明書，一定會注明「用法、用量」。例如「1日3

次，一次2粒，飯後服用」。如果自己任意判斷此藥物為「一次吃兩粒，分三次服用，跟一次同時吃六粒應該也一樣吧。」，因而一次吃下六粒藥的話，會怎麼樣呢？

例如降血壓的降壓劑，服食的量比規定劑量多的話，血壓會急劇下降，十分危險。

說明書上標示「飯後服用」的，一定要遵守用法。例如，某種藥物含有傷胃的成分，若在飯前胃部空空的狀態服用，成分會直接作用在胃黏膜上，當然會傷到胃部，也會出現強烈副作用。因此，為了不出現副作用，一定要在食物進入胃之後再服藥。

藥的用法及劑量都有根據。遵循用法、劑量，正確使用，就能發揮良好藥效。

類固醇並不可怕！

從醫療相關從事者看來，類固醇是非常重要的藥物。風濕性疾病、腎臟病、白血病或癌症等與免疫相關的疾病，類固醇都發揮了良好作用，若不使用類固醇反而難以治癒的病例也不少。

類固醇是由腎上腺皮脂製造的荷爾蒙（合成腎上腺皮脂荷爾蒙）。因為原本就是我們體內的物質，所以絕對不是有害的。那麼，問題出在哪裡呢？

在治療時使用類固醇，是從外部進入體內，因此對腎上腺皮脂而言，由於類固醇也可以從外部進來，因此即使不拚命製造類固醇也沒關係。也就是說，反覆使用藥用類固醇，腎上腺皮脂就會變得偷懶不工作了。

類固醇的使用原則如下，最初開藥是為治癒症狀，之後為了不再

讓症狀復發，而慢慢減少用量，但開藥的間隔時間會漸漸拉長。有很多人對類固醇感到不安，因而紛紛詢問我許多問題。在第六章的Q&A中，我會解說類固醇作用的原理，請作為參考。

異位性皮膚炎等造成奇癢無比時，類固醇也十分有效。即使類固醇沒效，也不代表它有害，問題出在使用方法。使用方法錯誤，追根究柢是開藥的醫師不對－也就是說明不足。

用心聆聽醫師或藥劑師的說明

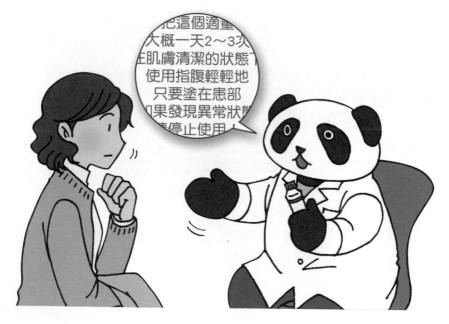

發作的步驟和治療藥物

　　類固醇也可以作為花粉症患者的點鼻藥。將藥滴入鼻孔內，就能治好鼻塞、不再直流鼻水。

　　花粉症的原因是因為杉樹花粉進入鼻孔，附著在鼻黏膜的肥胖細胞上，受到刺激的肥胖細胞便釋放出組織胺等化學物質，讓組織發炎。組織胺會使毛細血管擴張，神經受到刺激後鼻黏膜腫起而流鼻水。

　　既然如此，藥理學上就有了這個想法：「讓組織胺無法運作就好了」。為了讓肥胖細胞即使放出組織胺也無法運作，就要進行阻礙。

　　像這樣和組織胺對抗、讓它失去作用的藥物稱為「抗組織胺劑」。肥胖細胞還會放出除了組織胺以外的化學物質。實際上抑制這些化學物質的治組織胺的藥（抗凝血烷藥、抗白三烯類藥）也一直被使用。

組織胺的3D圖像

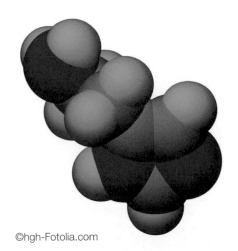

©hgh-Fotolia.com

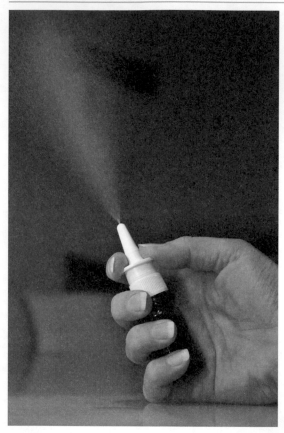

©jaane78-Fotolia.com

 # 更佳的阻斷法？

那麼，難道不能在過敏發生更之前的階段就制止住嗎？

過敏原會附著在跟肥胖細胞結合的 IgE 抗體上，並因為這樣，使組織胺之類的化學物質被放出來。既然如此，只要 IgE 抗體不與結

合了原因物質（杉樹花粉、塵蟎等）的肥胖細胞附著在一起，就不會產生之後的反應了。

早在20世紀前半時，減敏療法就是已經開始實行的過敏治療法。

致敏是肥胖細胞上結合了很多IgE抗體的狀態。我稱之為「抗體蔟器（蔟器為讓蠶結繭的支架）」，當這種狀態被過敏原侵入時，在肥胖細胞表面等待的IgE抗體就會馬上與過敏原結合，產生過敏反應。所謂的致敏，就是指過敏即將發作前的狀態。

前章曾說明過，減敏是將致敏狀態減輕。例如花粉症以減敏療法治療的場合，會將稀釋的杉樹花粉精華注射到皮下，也就是注射少量過敏原。如此持續下去，IgE抗體就不會與杉樹花粉結合了。

為什麼會發生這種事呢？不可思議的是，這樣做之後，會製造出阻斷兩者結合的抗體，這種抗體稱為阻斷抗體。

減敏療法會有效，除了阻斷抗體的效果外，另一個原因是淋巴球讓發炎物質（細胞激素）不再出現的原因。

不管如何，利用減敏療法就可以阻止抗原與IgE抗體結合，讓過敏症狀不發作，或是即使發作，症狀也是輕微的。

減敏療法只要放入少量的過敏原到身體裡，就會製造出阻斷抗體，是一種能抑制過敏發作的治療法。過敏是免疫系統的過剩反應，這種過剩反應會被免疫系統的主將─抗體所阻止，因此，可以將減敏療法想成是免疫療法的一種。

但是，好比杉樹花粉症一週要注射2～3次，在看得見成效前，會花上2～3年的時間，時間過長是此療法的缺點。

近年來，醫學上也應用此種想法，為食物過敏的人施行食物減敏療法。

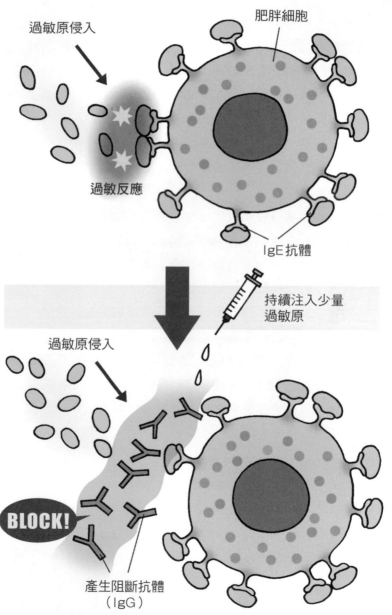

過敏原侵入

肥胖細胞

過敏反應

IgE 抗體

持續注入少量
過敏原

過敏原侵入

BLOCK!

產生阻斷抗體
（IgG）

新型治療法

在美國開發了比減敏療法更進步的免疫療法，而日本也傳入了此療法。

有關新型治療法，在Q&A會提及，請參閱。在過敏治療上，我認為今後免疫療法會成為主流。

水痘只要接種一次疫苗後就可免疫，然而杉樹花粉症的情況，由於在基礎上患者有各種不同過敏體質，因此需要重複注射。

今後，中和IgE抗體的藥、或縮氨酸療法此現代的免疫療法，會接續登場，十年後也許花粉症的治療會有極大變化也說不定。

過敏的全貌尚未完全解開，日後隨著醫學進步，發作的機制若更加詳細被釐清，也許就能發現其他的過敏發作之道，屆時研究者就能夠發明出新的治療法。

身為臨床醫師，即使想到可行的治療法，但由於診療患者是我們的工作，因此抽不出時間進行實驗。

另一方面，進行基礎研究的研究者，卻不理解臨床現場的情況。因此，兩者需要協力才行。若臨床醫師和研究者能夠協力合作，優異的治療法就能夠誕生了吧。

由新藥試驗所得知的事

厚生勞働省在進行新藥認可時，會進行一種稱為雙盲測試的檢查。這種檢查是有順序的。當要測試新藥的效果時，為了比較對照，會準備一種稱為安慰劑的假藥。如果是治療胃潰瘍的新藥，會請求胃潰瘍的患者協力，如果患者數量為100人，會分成2組各50人，然後一組給予的處方箋是新藥，而另一組則給予安慰劑。當然患者不會知道自己的藥物是真藥還是假藥，在不知道是真藥或安慰劑的情況下所接受的測試，叫做「盲測」。

此外，開處方的醫師也不會知道他開給患者的藥物是真藥或是安慰劑。在開藥與接受開藥的雙方都不知道是真藥或假藥的情況下，所進行的測試，稱為雙盲測試。測試時會準備外觀完全沒有區別的兩種錠劑或膠囊，其中一種是真藥，而另一種則不是。

為什麼要讓開處方的醫師也不知道藥物真偽呢？因為如果醫師知道了，患者就會因醫師的表情而隨意猜測。從患者本身來說，一定會很好奇給自己的到底是真藥或假藥，因而憑空想像：「啊，醫生偷偷轉頭笑了一下，開的一定是假藥。」、「醫生的表情這麼誠懇，我拿到的一定是真藥。」為了客觀調查新藥的效果，一定要排除這種心理上的要因。

能夠得知藥物真假的人，是與醫師或患者毫無關係的第三者。在這種條件下，兩組患者在規定期間內服用真藥或安慰劑，接著調查患者症狀改善的狀況，兩組比較的結果，會有一定的差距，如果確認了真藥組的改善效果的確較佳，就能夠成為此新藥被認可的條件之一。

用雙盲測試進行的魚類過敏原引發實驗／假藥阻止了
組織胺遊離，抑制過敏發作。

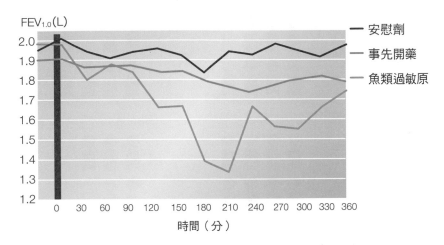

FEV$_{1.0}$(L)

安慰劑
事先開藥
魚類過敏原

時間（分）

人類有自然治癒力

　　這時，發生有趣的事了。即使開的藥是完全沒有藥效，僅是安慰
劑的組別，也有20～30％的人認為有改善效果。

　　即使服用的是假藥，還是有20～30％的人症狀減輕，這個數據算
是很多了，我們稱此為安慰劑效應。不論是抗癌劑或是心肌梗塞藥
物，任何藥物做了雙盲測試後，一定會出現安慰劑效應。

　　原本在藥理上一點效果都沒有的安慰劑，為什麼能夠改善症狀，
在科學上答案不明。能夠想到的是，服用安慰劑的人產生了心理作
用，而該患者擁有的自然治癒力發生了作用。例如患者如果這樣
想：「服用了新藥，一定有用。」、「和專業醫師諮詢過，又拿了藥，

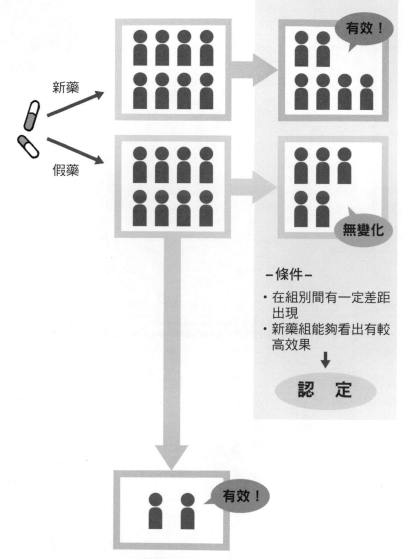

安慰劑效應＝自然治癒力？

可以安心了。」如此一來，這種安心感也許能提高自然治癒力吧。

　　藉由研究者的努力，也許有一天真能從科學角度來闡明安慰劑效應吧？在等待那天到來的同時，我今後也會站在臨床現場，持續幫助患者改善難受的症狀。

 # 過敏是治不好的？

　　有很多人被告知診斷結果是異位性皮膚炎後，變得無精打采。當得知自己的孩子是異位性皮膚炎後，也有的母親會深深嘆氣。

　　我十分理解像這種無精打采的人、或是深深嘆氣的媽媽的心情。他們內心一定想著：「得到了麻煩的病，一輩子都無法逃過這個疾病了……。」

　　以異位性皮膚炎為首的過敏性疾病，被認為是「慢性化且治不好的疾病」。但是我當了三十多年的醫師，接觸了非常多患者，我認為「過敏是可以克服的」。

　　例如，有個支氣管氣喘小孩的病例，他原本就是很容易產生過敏的「過敏性體質」。問診之後得知這個孩子不愛在外面玩，整天在家打電動，此外，媽媽對打掃也不在行。

　　我說：「當持續發作時，就用吸入性類固醇抑制症狀吧。」並說明了類固醇不是可怕的藥物，只要正確使用就能得到良好成效。接著說明了支氣管氣喘的原因幾乎都是由塵蟎造成的，因此一定要做好塵蟎對策，例如仔細打掃家裡等等。我還說，如果僅是使用擴張劑在支氣管上，即使暫時能抑制症狀，但效果卻無法持續，因此一定要強健支撐支氣管的全身。

　　患者的媽媽同意了治療法，並理解了我的說明，開始實行塵蟎對

策，以及鍛鍊孩子的身體，結果發作的次數逐漸變少，之後就再也沒有發作過了。孩子能夠過著一般人的日子，不再跟學校請假、在遊玩的時間帶，也不會在病床上飽受痛苦了。

　　這個孩子的過敏體質本身並未治癒。然而，只要症狀沒出現、不會有對日常生活造成困擾的狀態，這孩子的支氣管氣喘就可被認為

只要正確使用類固醇，它就不是可怕的藥。

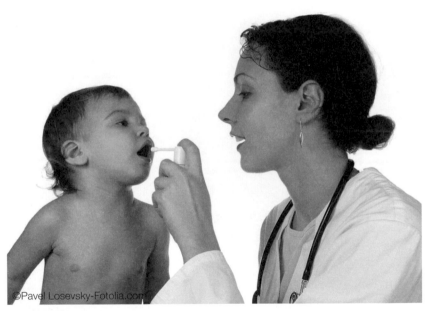

©Pavel Losevsky-Fotolia.com

是「能夠克服」的。

　　今後應該還會有效果更好、更安全的新型治療法被開發出來。只要這種治療法在臨床現場上能適用，我認為大部分人就會認知到過敏是「可以治好的疾病」。此外，也不要忘了人類具備自然治癒力。我每日治療患者，並相信過敏是可以克服的。

知道患者的症狀改善了，醫師也會很高興的。

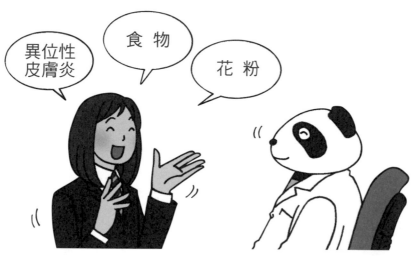

第 5 章

有關過敏的
看法

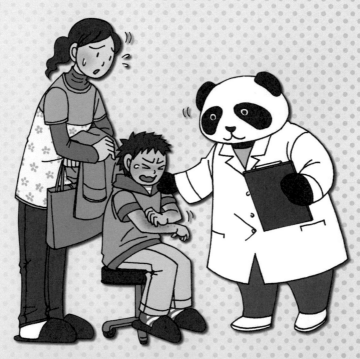

目前，世界各國對過敏的各種研究都在進行當中。過敏疾病能夠預防嗎？當實際發作時，該如何安然與之共處？本章將有所介紹。

過敏科醫師是偵探

過敏被稱為是文明病。從亞洲各國來看，都市化中的泰國，過敏的人增加了；而工業化顯著的中國，今後過敏患者也會大量增加吧。

我從自己開診所以來，接觸了從幼兒到成人各年齡層的患者，也治療了各種過敏疾病。在這之中，我屢屢體會到由於都市化，過敏疾病也隨之增加的事實。

一個住在四國的孩子，在小兒氣喘緩解（症狀改善或消失的狀態）後，由於父親調職的關係，搬到東京居住，結果數個月後氣喘症狀再度發作。還有個異位性皮膚炎的孩子，暑假時回父母老家，老家位於九州的深山裡，不可思議的是異位性皮膚炎的症狀消失了。但是等回到東京後數個禮拜，症狀再度發作─這種病例我也接觸過。

面對這樣多的病例，我推測一定是因為都市生活中，含有使過敏症狀惡化的要因。

然而，想要查明各個患者過敏症狀的惡化因素，談何容易。都市和鄉下的環境不同，水、食物、食品添加物、空氣污染、壓力等，要考慮的環境因素太多了。哪個因素是造成過敏症狀惡化的原因，是無法靠負荷測試就能輕易找出來的。

不過現今過敏治療的成立，方法是先找到過敏原這個犯人，再藉由犯人的幫助發現惡化的因素。我認為過敏醫師就像是找出犯人和共犯的偵探。

依居住環境不同，過敏也可能不會發作

＜都市＞

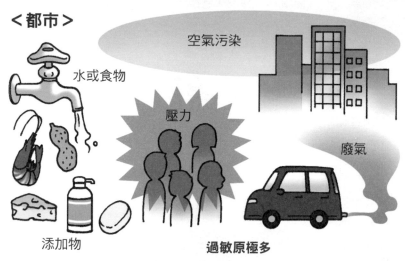

空氣污染

水或食物

壓力

廢氣

添加物

過敏原極多

＜鄉下＞

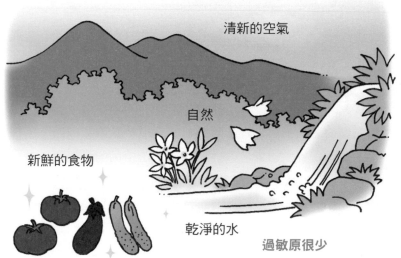

清新的空氣

自然

新鮮的食物

乾淨的水

過敏原很少

持續增加中的過敏原

日本的異位性皮膚炎病例增加是這二十年來的事。花粉症也驚異地被稱為了國民病。

探究過敏增加的原因，首先可以舉出的事實是過敏原增加了，而過敏原的代表是塵蟎。過去日本的住家是由木頭和紙建成，夏天通風良好，而冬天全家聚集在一起的客廳因為只有火爐或暖桌，所以房子整體是很冷的，而這都是塵蟎很難生存的環境。

另一方面，現在的住家是鋁製門框，十分密閉，又因為以空氣清淨機進行空調，通風很差之久、冬天還能保持溫暖，所以對塵蟎來說是絕佳的棲息環境。

此外，養寵物的人也增加了，而且近來寵物也被視同家庭的一份子，讓寵物和人類一起在家中居住，因此動物的毛或分泌物成為過敏原的寵物過敏也增加了。

花粉症的不可思議

杉樹花粉的增加，有人說是因為日本的植林政策造成的。戰後，日本為了經濟復興的目的，大力進行利用價植高的杉樹植林計畫。杉樹成長後會飛散大量花粉，所以杉樹花粉症因而增加。

然而，花粉症增加的原因並沒有那麼單純。如果花粉症的增加和杉樹花粉飛散的量相關的話，在杉樹多的地區一定會有相當多人得到花粉症。日本有以杉樹聞名的景點，像是日光杉、秋田杉、尾鷲杉或種子島杉等，此外還有許多因杉樹而著名的地方。而這些杉樹

以前沒有塵蟎的住家和
容易繁殖塵蟎的現代住宅例子

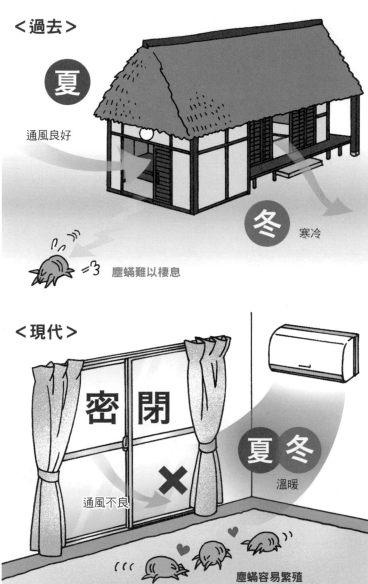

<過去>

夏

通風良好

冬　寒冷

塵蟎難以棲息

<現代>

密閉

通風不良

夏冬

溫暖

塵蟎容易繁殖

花粉大量飛揚的地區，在過去得到杉樹花粉症的人就很多嗎？答案是否定的，甚至可以說，沒有人得到杉樹花粉症。

 盤算讓花粉症增加的犯人是？

無庸置疑，得到杉樹花粉症的人，過敏原是杉樹花粉，在IgE抗體被製造後發生過敏。然而，有研究者們認為光是過敏原的量多，似乎不是促使症狀發作的要因。

東京大學的研究團隊認為原因與大氣污染有關，因而展開調查。團隊的研究成員預測，大氣的污染原因是車子排出的廢氣，因此選擇了日光的伊呂波坂作為調查地點，花費數年調查伊呂波坂周邊居民與花粉症的關聯。根據伊呂波坂的收費站記錄，可以得知車子通過的數量，因而能計算出車子排出氣體的量。

如此調查持續進行，發現從某個時間點起，花粉症患者開始出現，數量並不停增加。而比較通過伊呂波坂的車輛數之後，可以得知兩者之間有明顯的相關性。

透過此一調查結果，研究小組做出以下假設。單單是杉樹花粉飛揚，花粉症不會這麼容易發作，花粉症患者也不會增加的太快。由車子排出的廢氣造成的空氣污染，才是促使花粉症發作的要因。

車子廢氣中具有某種可疑成分的假定，讓研究者繼續進行讓天竺鼠吸入車子廢氣的實驗，終於發現是由柴油引擎的廢氣造成的。而分析的結果，也抓到了犯人—被稱為DEP（柴油引擎微粒）的碳。它是石油不完全燃燒時會產生的物質。因為DEP呈黑色，所以柴油車排出的廢氣是黑的。

東京大學研究團隊的調查指出，DEP若附著上過敏原，IgE抗體

將更容易被製造出來。如此可知，空氣污染是花粉症增加的主因。

　　不過，過敏是非常複雜的疾病。過敏原是發作原因這一點，雖然很容易理解，但促使發作的主因不只一兩點。

　　即使在沒有空氣污染的地方，花粉症也有所增加。原因為何，至今仍不明。

過敏原混合後力量加倍？

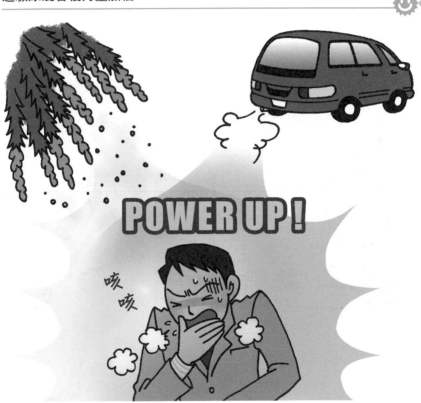

增加的食物過敏

　　二次大戰後，日本人的飲食生活有相當大的改變。以「既不輸給雨，也不輸給風」而著名的宮澤賢治，在「十一月三日」這首詩中寫到：「一日以玄米四合和／味噌及少量野菜進食」，在過去，日本人的飲食生活可說是以米、蔬菜和豆類為中心，偶爾吃魚。

　　然而這種飲食生活改變了，現在變成攝取大量動物性蛋白質和脂肪。肉和蛋吃得很多，牛奶也喝得多。由於這種變化，蛋過敏和牛奶過敏也增加了。

被稱為三大食物過敏原的蛋、牛奶、大豆

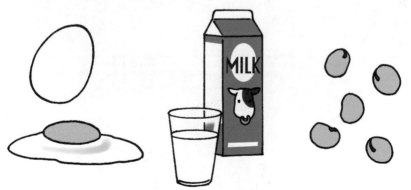

動物性脂肪的攝取量增加

　　特別要注意的是動物性脂肪攝取量的增加。脂肪裡有種稱為脂肪酸的成分，分成Omega-3脂肪酸（之後簡稱Omega-3）和Omega-6脂肪酸（之後簡稱Omega-6）。注重飲食生活的人一定覺得是很熟悉的名字，但是對健康有益的只有Omega-3。而二十碳五烯酸（EPA）或脫氫醋酸（DHA）雖然名字很長，但知道的人相信也很多，這些就是Omega-3的主要成分。

　　Omega-6在牛、豬、雞等肉類中含量豐富。現在使用這些肉做成的料理很多，除了素食者等過著特別飲食生活的人之外，絕大多數的日本人最少一天會有一次吃到這些肉類之一吧。

　　然而，吃了太多肉，攝取進過多含動物性脂肪的Omega-6後，身體容易產生炎症反應。

　　過敏反應是炎症反應，我已經在第3章講過了。相對的，在魚貝類或蔬菜中含量豐富的Omega-3，可以抑制體內產生的炎症反應，這對過敏患者而言是項好消息，因為這代表了過敏反應此一炎症不容易發生。

　　我以前曾和調查研究機關的日本國立公眾衛生院共同做過一項全國調查，由此調查的統計中顯示，吃較多魚的組別，氣喘的發作機率較低。名古屋大學小兒科的一項研究資料可以得知，攝取含有多重EPA的健康食品，可改善重症的異位性皮膚炎。而從我自己做過的調查中，可得出氣喘患者在一年內持續服用EPA健康食品，症狀會減輕。

Omega-3可抑制炎症

Omega-3含有EPA、DHA、α-亞麻油酸（和亞麻油酸是不同東西）等成分。這些成分進入體內後，會溶入細胞膜或化學傳達物質中。進入細胞膜後，膜會安定而抑制細胞發炎。

化學傳達物質是由肥胖細胞釋出的組織胺等物質。它們作用在組織上會造成發炎。當Omega-3的成分進入化學傳達物質後，化學物質的構造會改變，引起發炎的機能會低下。

Omega-6容易造成發炎、Omega-3讓炎症不易發作—因為最好不要讓炎症發作，所以要多攝取Omega-3，或許有人抱著這種想法也說不定。

但是，Omega-3也好、Omega-6也好，都是必須脂肪酸。所謂的必須脂肪酸，雖然是我們的身體中絕對需要的東西，但是體內無法自行製造，所以必須額外從食物中攝取的脂肪酸。

Omega-6也是必須的，因此我們也一定要攝取含Omega-6的食品。問題在於均衡。

過去的日本人，飲食以富含Omega-3的蔬菜和魚為主，偶爾才吃含Omega-6的肉類。這種飲食生活不容易讓體內發炎，也不容易過敏。然而二次大戰後，肉類和乳製品吃得越來越多，Omega-3和Omega-6的平衡因而崩解，結果就造成了容易使過敏發作的體質。

需注意的油脂及建議攝取的油脂

	種類	100g中，左欄脂肪酸比重高的油脂或食品
需注易不宜攝取過多的油脂	飽和脂肪酸	**棕櫚酸** 棕櫚油、豬油、牛油、牛肩胛肉、豬里肌肉、梅花肉、動物性奶油、植物性奶油、起酥油、棉花籽油、米糠油、花生油、玉米油、大豆油、橄欖油、芝麻油、椰子油、牛奶巧克力 ＊對過敏等疾病有不良影響的油
	單元不飽和脂肪酸	**油酸** 橄欖油等 ＊此種油對過敏沒有好影響也沒有壞影響，但攝取過多會造成肥胖。
	多元不飽和脂肪酸 Omega-6系	**亞麻油酸** 紅花油、葵花籽油、棉花籽油、大豆油、玉米油、芝麻油、花生油、米糠油、菜籽油、植物性奶油、胡桃、煎芝麻、開心果、堅果、花生、杏仁、豆腐 ＊此外，糖果或加工食品中也隱含亞麻油酸成分的油脂
建議攝取的油脂	多元不飽和脂肪酸 Omega-3系	**α-亞麻油酸** 紫蘇油、荏胡麻油、亞麻仁油、海藻類 ＊此外，菠菜、茼蒿、小松菜、白菜、白蘿蔔等蔬菜也含少量 α-亞麻油酸
		DHA（脫氫醋酸） 紅鯛、鮪魚、鰤魚、鯖魚、海鰻魚、鰻魚、秋刀魚、日本馬加鰆魚、沙丁魚、鮭魚、竹筴魚
		EPA（二十碳五烯酸） 紅鯛、鮪魚、鰤魚、沙丁魚、鯖魚、鰻魚、秋刀魚、海鰻魚、鮭魚、日本馬加鰆魚等

注：食品名大致依其含的油脂比重由高至低排序，而斷奶期嬰兒容易攝食的魚類等也記載於表中。

亞麻油酸促使過敏發作

　　請不要把 α 亞麻油酸及亞麻油酸混為一談。亞麻油酸含有植物性油脂，是對身體有益的油。但由於屬Omega -6，和動物性一樣若攝取過多會讓血液變稠，易造成血管相關疾病，對身體產生不好的作用。由於體內容易發炎，易促進過敏症狀。

　　順帶一提，橄欖油對過敏等疾病不會有什麼特別影響。雖然既不會有好的作用也不會有壞的作用，但畢竟是油脂，所以攝取過多會造成肥胖，這是比較需要注意的。

結構式極相像的 α 亞麻油酸和亞麻油酸

α 亞麻油酸的結構式（對過敏不會有影響）

亞麻油（對過敏有不好的影響）

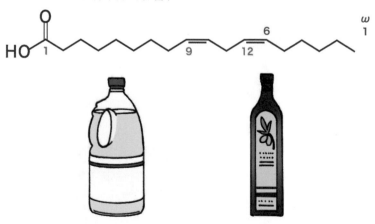

壓力會削弱自然殺手細胞的力量

　　日本已經是高齡社會了，中年人看護高齡父母的例子也在增加中，看護的人會很有大的壓力，因此也有過看護的一方得到癌症，比被看護的人先一步過世的不幸案例。

　　有兩個病例被懷疑是由於壓力造成**全身性過敏**反應。有兩個年輕女性，好幾次產生了原因不明的全身性過敏，不管看診再多次，也找不到過敏原。食物、添加物、藥物、室內空氣污染物質等，通通都不是過敏原。在詢問了兩人的職業後，得知她們是醫院ICU（加護病房）的護士。兩人是在不同醫院任職，但共通點是在護校畢業一年後，依自身希望進入ICU服務。這份工作雖然很有意義，但在勤務中是一刻都能不能放鬆的。自己的責任很重，且很有工作價值，但隨著時間一久，就會累積壓力，身體漸漸變差。

　　其中一個人在工作時，曾經數次發生全身性過敏（更加激烈的過敏反應），自己反而被抬到擔架上，從ICU被送到急診室去。但一年後被調到其他部門去，全身性過敏就消失了。

　　另一個人原本吃了水果和魚貝類不會有任何反應，但在ICU任職半年後，卻一吃就會產生全身性過敏。這位女性病患由於與ICU的同事相處融洽，因此不願意調部門。在經過醫師指示後，便隨身攜帶救急藥品，一感覺有過敏反應的前兆就提前服用，再靜觀其變。壓力會反應在免疫系統上，不止對癌症、也會對過敏反應有影響。有報告顯示，在承受壓力的狀態下，在1～2個月左右內，免疫機能不會有變化，但是數個月後NK細胞的活性就會減低。NK細胞是破壞體內癌細胞的免疫細胞，NK細胞能不能發揮良好工作效能，是作為對抗癌症的身體抵抗力的標準。

即使體內有癌細胞，只要NK細胞夠健康，就能破壞癌細胞。然而如果持續數個月都感到壓力很大，NK細胞就會失去活力，對付癌細胞的力量減弱，癌症便會發作。

壓力不止會使NK細胞活性減低，也很有可能使其他免疫細胞的活性減弱。

各種壓力使NK細胞的機能變弱

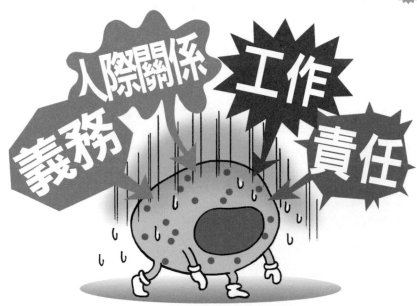

過敏能預防嗎？

　　作為過敏偵探的醫師，工作就是糾出各個患者的過敏原、找出惡化的主因，與患者一起努力排除這些因素，讓症狀改善。

　　「預防勝於治療」這句話，近年來在預防醫學的想法上十分普及。最近 3、4 年出現了「內臟脂肪症候群」，又稱「代謝症候群」這一名詞。代謝症候群如果置之不理、又不改善自身生活習慣的話，會造成心肌梗塞、腦梗塞或糖尿病等疾病。因此如果在健康檢查時即發現代謝症候群，就應該適切指導他們改善生活習慣，在症狀還輕微時就將其治好，這是國家應該考慮的事情。當然，國家會希望抑制日漸膨大的醫療費，但沒有人希望自己飽受重病折磨，相信大家都希望在疾病還輕微時就能治癒、或是做到提前預防的話，豈不是更好嗎。

　　過敏能夠預防嗎？會過敏是因為有容易造成過敏的遺傳因素。調查氣喘或異位性皮膚炎兒童的雙親會發現，父母雙方或一方有過敏性疾病的例子並不少見。

　　然而這個事實並不單純。人的 DNA 都是不同的，沒有人會擁有相同的 DNA。但是同卵雙胞胎是例外，兩人擁有相同 DNA。因為 DNA 完全相同，而承傳自雙親的遺傳因素也相同，如果都遺傳了過敏性體質，那自然就會考慮到雙胞胎兩人應該都會出現過敏性疾病。

　　但並不是這樣的。即使遺傳了過敏體質，兩人都出現代表性過敏疾病氣喘的機率只有五到六成。也就是說，遺傳因素不是過敏發作的決定條件，即使遺傳了此一因素，還是會分成會過敏的人和不會過敏的人。

但是體質是遺傳的，雙親或其中一方有過敏的人，也必須考慮到自己是容易過敏的體質。如果媽媽有蕁麻疹，自己也可能有蕁麻疹或是其他過敏性疾病。因此詢問媽媽有關蕁麻疹的事，並加強過敏的知識、在日常生活中盡量遠離過敏原或促使過敏發作的因素，都是非常重要的。這是與預防過敏相關的事。

遺傳造成的氣喘發生率

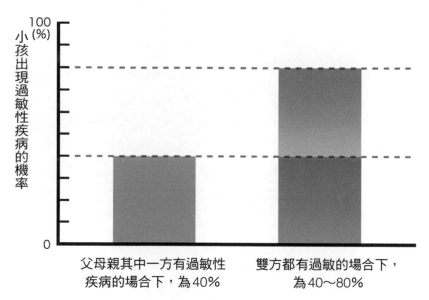

＊數字差距大是由於報告的差距大

即使是同卵雙胞胎，過敏的症狀也不會一致。

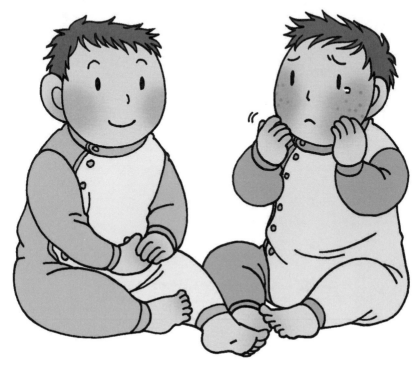

即使基因資訊相同，還是會與其他因素（環境因素或出生時體重的不同）有複雜關連。同卵雙胞胎兩人皆有氣喘症狀的案例，只占全體的50～60％左右。

 # 過敏能完全治癒嗎？

　　我抱持的意見是「過敏能被克服」。但是這並不意味過敏能完全治癒，一輩子不再發作。如果曾經出現過對應抗原的IgE抗體，那麼只要過敏原入侵，IgE抗體就會有所反應，產生過敏反應。即使依

靠治療能夠抑制病情，但IgE抗體仍不會消失。

這樣就要回到原點了，請回想一下免疫反應是什麼？當我們的身體被病原菌或病毒等抗原入侵後，對應它們的抗體就會被製造出來，捕捉並消滅抗原。抗體保護我們不受外敵傷害，如果抗體無法運作，我們就會馬上生病，無法活得長久。

IgE抗體也會捕捉抗原（過敏原），這是抗體的職責。只是IgE抗體因為很容易與肥胖細胞結合的關係，所以會產生過敏反應。然而若只把IgE抗體視如仇敵，IgE抗體豈不是太可憐了嗎？若用擬人化的說法來說，IgE抗體也想要保護我們、捕捉過敏原。

只要IgE抗體能被製造出來，過敏就無法完全治好，然而即使如此，我還是相信「過敏是可以克服的」。

 # 定下治療的達成目標

在奧運中奪得競速滑冰金牌的清水宏保選手，本身是支氣管氣喘患者。而從2008年至今，馬拉松選手的世界記錄保持者，男子選手是衣索比亞籍的吉瑞瑟拉希，而女子選手是英國籍的拉德克莉芙，這兩位選手也是支氣管氣喘的患者。吉瑞瑟拉希婉拒了北京奧林匹克的參賽，因為北京的空氣污染嚴重，空氣很差，如果在這種環境下連跑2小時以上，也許會因氣喘而造成致命的影響—考慮到今後的選手生涯和健康，他做出了不參賽的決定。

在這裡提出以上三位世界有名的運動選手做為話題，並不是想要激勵大家，即使是氣喘患者也能夠成為世界頂尖選手。

這三位選手都是氣喘患者，也知道自己得的是不能治好的宿疾，然而與此同時，他們也思考著自己的人生想要做什麼，因而定下了

奧運選手中氣喘患者的比率

1985年洛杉磯奧運中獲得獎牌的選手中，有運動誘發氣喘陽性的人數（W.E. 皮爾森 1988年）

		金牌	銀牌	銅牌
籃　球	男子	●●		
	女子	●●		
自行車	男子	●●	●●	●●
	女子	●	●	
馬　術			●	
冰上曲棍球				●●
現代五項			●●	
西式划船	男子		●●	
	女子	●	●●	
射　擊			●	
游　泳	男子	●●		
	女子	●●●	●	
田　徑	女子	●	●	
排　球	女子		●●●	
水　球			●●●●	
舉　重				●
摔　角		●		
帆　船			●	
合　計		15	21	5

目標。

出生於北海道的清水選手，兒時就在冰上玩耍。雖然也喜愛其他運動，但是最熱愛的還是能夠如同獵豹的速度一般在冰上滑行的競速滑冰，因此決意以成為滑冰選手為目標。而在立志以滑冰選手身份活躍的同時，也在進行氣喘的治療。他以吸入性類固醇治療氣喘，最終獲得了金牌。

而另兩位馬拉松選手，也是以破馬拉松最佳記錄為目標，持續接受治療。

三位選手能夠擁有自己的目標，我感到非常了不起。我認為他們是與醫師一起共同思考如何控制氣喘、而治療的目標則在於能達成選手心中理想的狀態。

我認為不論是氣喘患者也好、其他過敏性疾病患者也好，或是任何疾病的患者都好，都不可以有著：「因為我生病了，所以無法跟健康的人一樣生活。是疾病侷限了我的人生」這樣的想法。

如果自己有這種感覺，就會想著：「因為生病了，只好接受治療」，或「雖然我不愛吃藥，但不想讓醫師不高興。」只接受消極的治療，這樣對患者而言是一大損失。

我建議患者思考一下自己的人生想要做什麼。「盡量減輕症狀，過著沒有障礙的正常日子」也是很了不起的目標。「培養能夠達成目標的身心狀態」一這種具體的積極治療法，在與醫師的諮詢中可以找到解答。

持續以治療過敏為業的偵探

　　我不希望患者把自己重要的人生都犧牲在治療上，我祈願患者能夠找到控制疾病的好方法，懷著自信大步往自己的目標走去。

　　做為過敏醫師，我的宿願就是今後也能繼續當個偵探，揪出犯人（過敏原）和共犯（惡化因素），以及找到對患者而言最佳的治療法，為患者朝著他們人生目標的努力盡一份心力。

熊貓醫生今後也會繼續診療。

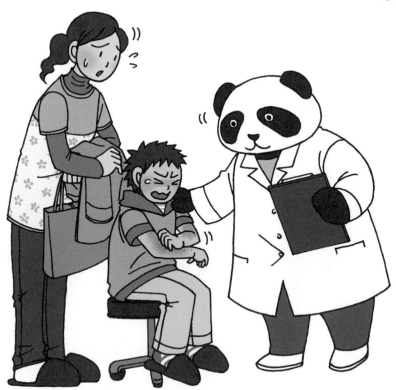

第6章

過敏
Q & A

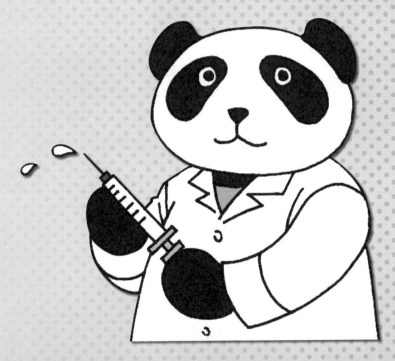

用賀過敏診所的網站上，有一個Q&A的專欄，張貼著許多網友傳來的問題。由身為院長的我親自回答，也收到過從海外來的問題。問題數從2010年至今，已超過了1200則，我很自豪這些問題在質或量上都極優，因此本章便從這些問題裡面，挑選出21則對讀者格外有用的問題，介紹給大家。

URL：http：//yg-allergy.com/

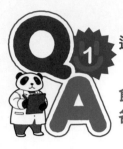

造成蕁麻疹的原因有什麼？

食品、氣溫、細菌、壓力、體質等各種原因。

蕁麻疹依原因來分類的話，可以分成以下數種。吃了特定食物而引起的「食物（物）性蕁麻疹」、服用藥物而引起的「藥物性蕁麻疹」、曬到夏日太陽後身體發熱，隨後跳入泳池中使肌膚急速冷卻引起的「寒冷性蕁麻疹」、運動後體溫上升，汗濕全身而引起的「溫熱性蕁麻疹」、有類似感冒或發熱的狀況，也就是由病毒或細菌感染而造成的「感染性蕁麻疹」、壓力消失時（自律神經的轉換）出現的「壓力性蕁麻疹」，以及摸了東西後造成的「接觸性蕁麻疹」。

還有跟以上原因都不符合的「體質性蕁麻疹」，也就是原因不明的蕁麻疹，被認定為是由體質或身體狀況引起的蕁麻疹型式。

一提到蕁麻疹，大多人都容易誤認為是由食物造成，但實際上還有上述各種原因。食品造成的蕁麻疹，如果平常吃的時候沒有問題，那種食品就不會是造成蕁麻疹的原因。如果吃的是與平常飲食習慣不同的食物，例如平常不常吃的魚或螃蟹等，而引起了蕁麻疹的話，就要考慮該食物可能是引起的原因了。

出現蕁麻疹體質的人，強力按壓皮膚或搔抓的話，該處常會出現如鞭痕般的紅腫，稱為皮膚畫紋症，代表皮膚呈過敏症狀。

過敏性蕁麻疹的病例

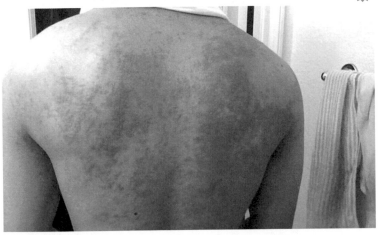

蕁麻疹的種類

種類	症狀
①食物（由物造成）性蕁麻疹	最有名的過敏食物是蝦子、螃蟹、鯖魚等，吃了以後10～15分鐘以內會出現蕁麻疹。只要每次吃了特定食品，就會出現症狀，因此多數患者有自覺。
②藥物性蕁麻疹	服食感冒藥或抗生劑等後，10～15分鐘後會出現蕁麻疹。
③寒冷性蕁麻疹	皮膚急速受涼時發生，特徵是會出現直徑約1公釐的突起小疹子，狀如針刺。（因溫度的刺激而出現的型式）
④溫熱性蕁麻疹	運動後滿身是汗時出現。（因溫度的刺激而出現的型式）
⑤感染性蕁麻疹	得到病毒性感冒等，使體內散布病毒，結果由免疫反應而引起。
⑥壓力性蕁麻疹	身體突然從緊張狀態中脫離等，自律神經切換時出現。
⑦體質性蕁麻疹	原因不明而出現的蕁麻疹
⑧接觸性蕁麻疹	接觸皮膚而造成的蕁麻疹

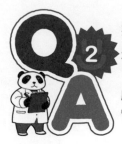

寒冷性蕁麻疹和溫熱性蕁麻疹，是過敏反應嗎？

嚴格來說，它們不算是過敏類型。

寒冷性蕁麻疹和溫熱性蕁麻疹，兩者都是由於溫度變化的刺激而產生的蕁麻疹。

夏天從炎熱的戶外進入開著冷氣的室內，或是冬天從溫暖的室內走到寒冷的外面，都會使寒冷性蕁麻疹發作。

溫熱性蕁麻疹在運動後汗流浹背，或是泡溫泉時會發作。兩者都與一般的蕁麻疹不同，會長出1～2公釐的小疹子。有些人此時也會感覺皮膚疼痛。

溫熱性蕁麻疹在走到車站的途中，或是做操的時候會出現，造成生活的不便，在治療上很棘手。抗組織胺藥很難起作用，患者又很難受，是很傷腦筋的蕁麻疹種類。

這些蕁麻疹在過去毫無跡象，常見的例子是有天突然發作，然後又突然消失。在我的病患裡，有人只要稍微動一下身體，溫熱性蕁麻疹就會出現，還有患者因為無藥可治而一籌莫展，最後搬到涼爽的那須高原去。

此類溫熱性蕁麻疹、寒冷性蕁麻疹也被稱為「物理性蕁麻疹」，意思是發生此類蕁麻疹的機制，並不是和抗體有關的免疫反應。

寒冷性蕁麻疹的病例

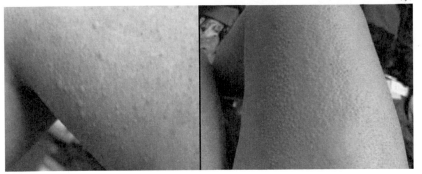

蕁麻疹病狀之例

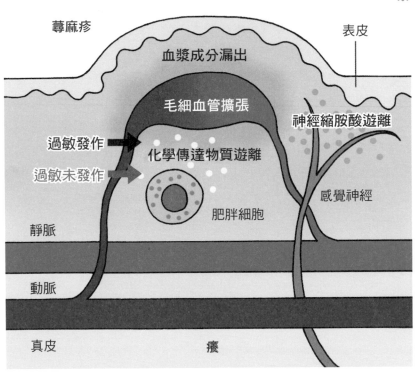

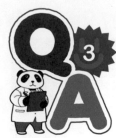

「蕁麻疹」和「濕疹」有什麼不同？

依照短時間內是否能抑制，以及原因為何來區別。

　　蕁麻疹是因為皮膚的微血管擴張，結果血液的液體成分漏出血管（靜脈）之外而造成的。微血管會擴張的原因，是由於皮膚中肥胖細胞釋出的組織胺等化學傳達物質作用在血管上而造成的。蕁麻疹會突然出現，有著在短時間內（數小時）突然出現又出現消失的反覆傾向。在症狀上，有著皮膚隆起，又紅又癢的特徵。如果癢得受不了而去搔抓的話，範圍會更加擴大。

　　濕疹（皮膚炎）和蕁麻疹不同，特點是至少數天到一星期或是數個月內，炎症都不會消失。比起蕁麻疹，濕疹的發作機制更複雜。因為各種原因使皮膚上聚集了炎症細胞，因而發生炎症此一反應。所謂的炎症，簡單來說就像皮膚燙傷一樣，然而跟一般燙傷不同，它的反應不是短暫的，而是呈現一個接一個如球狀般的突起。與此有關的細胞也是各式各樣，能夠查覺抗原從淋巴球或皮膚侵入的細胞（巨噬細胞）、嗜酸性白血球、嗜中性白血球各種炎症細胞會全體總動員，引發炎症。

　　異位性皮膚炎是指與過敏性體質和皮膚炎（濕疹）兩者相關、以此為基礎的乾燥肌（Dry Skin）皮膚炎。

「蕁麻疹」是在皮膚略下方（真皮層上層）的血管擴張，水分從皮膚漏出所造成的。在短時間內出現又消失。

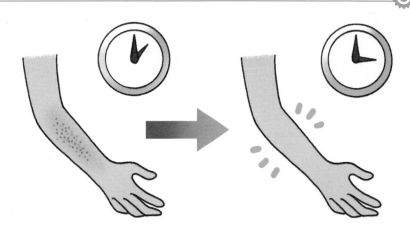

短期內就消失的小顆粒。

「濕疹」指的是皮膚發炎，症狀及原因眾多。炎症長時間內無法治癒為其特徵。

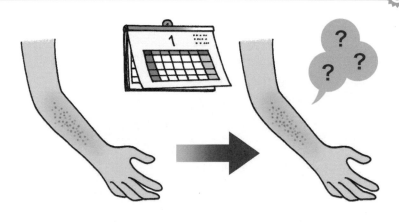

原因不明，小顆粒長時間也消不去。

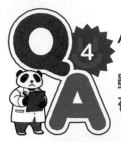

小兒氣喘能完全治好嗎？

雖然無法完全治癒，但治療的目標在於讓症狀維持在不發作的狀態。

　　小兒氣喘一般的進行方式如右圖所示。大多數會在5、6歲前被診斷出是小兒氣喘，之後開始接受治療，到青春期時，因為對抗疾病的抵抗力增強，所以在三到五年間完全不會出現症狀。這種狀態叫做「緩解」。維持這種狀態是治療小兒氣喘重要的目標，在過去認為，緩解的氣喘可說是治癒了，但最近三十年的資料顯示，已緩解的小兒氣喘在成人期後，有兩到三成的機率會復發。

　　呼吸器官受到病毒或細菌感染後，支氣管會再度變得敏感，因而常常可見氣喘再發作。

　　氣喘減輕後再度復發的機制，決定性的關鍵尚不清楚。然而青春期氣喘減輕的原因，一般認為是與免疫力或內分泌機能的發達，或是精神面上的強健有關。

　　氣喘不易發作的原因，與呼吸道的敏感性（呼吸道過敏性）減弱有關。一般認為這與自律神經相關。

小兒氣喘的壽命

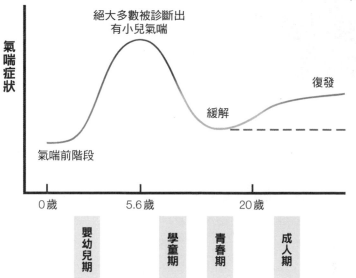

小兒支氣管氣喘的年齡別特徵

	嬰幼兒期	學童期	青春期
類型	外因性	外因性為多	外因性
造成的過敏原	食物、屋塵	吸入過敏原	吸入過敏原
誘發因子	呼吸道感染	多種類	多種類、女性（月經）
發作經過	多為急速惡化支氣管擴張藥效果不佳	對治療有良好反應，難以治療的病例則會反覆發作及住院	急速惡化的例子很少對治療的反應不佳，入院期間拉長
病發、緩解	3歲前有2/3會發作	—	到思春期前有一半會消退多發者會延及成人期
治療的主導權	監護人（本人不配合）	監護人與本人（本人在某種程度上能夠協力）	從監護人轉往本人過剩治療無視治療
心理、社會的背景	親子關係	親子關係、友人關係、學業	親子關係、友人關係、學業、升學、就職

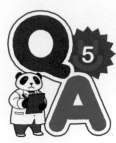

為什麼治療氣喘用的吸入性類固醇備受推薦呢？

能更有效地抑制氣管方面炎症的藥，就是類固醇。

1980年代起，由於支氣管內視鏡的進步，支氣管氣喘主要的反應—炎症反應，便逐漸被大眾所知。炎症反應簡單來說，就像氣管黏膜的燒燙傷一樣。而在抑制炎症上，大家都知道類固醇（正確來說是合成腎上腺皮脂類固醇藥）此一抗炎症藥物是很有效的。

類固醇作為內服藥長期服用的話，很容易出現副作用。而如果是吸入性類固醇的話，使用量只有內服藥的數十分之一。因此，只要依照指示，在一般劑量的範圍內使用的話，即使長期用藥，也幾乎不會有全身性的副作用。

目前已發表了相當多有關吸入性類固醇安全的資料，而使用吸入性類固醇以治療成人氣喘的例子也增加了。往後，即使在小兒氣喘方面也會發表相同的資料。

類固醇藥因為能抑制造成支氣管氣喘的免疫細胞（尤其是淋巴球等）過剩的機能，所以能讓炎症難以發作。即使在日本，類固醇的藥效也廣為人知。

一流運動選手中，有氣喘的人為數不少，不過吸入性類固醇的使用在奧運上是被認同的，所以並非禁藥，可以說是有效且安全的氣喘治療藥（預防藥）。

吸入性類固醇藥品

Fulltide 噴劑

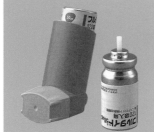

Fulltide 圓盤型

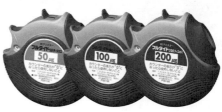

Adoair 噴劑

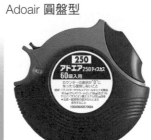

Adoair 圓盤型

照片提供：葛蘭素史克（GlaxoSmithKline）公司

吸入性類固醇使用圖示

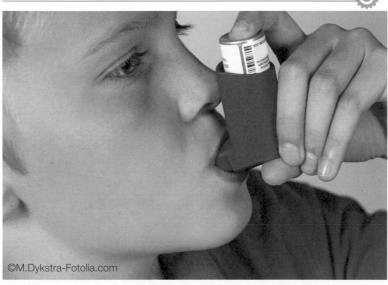

©M.Dykstra-Fotolia.com

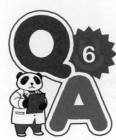

Q6 造成支氣管氣喘發作的
原因是什麼呢？

A 天氣變化、壓力、感染或食物等，
各種原因都會造成氣喘發作。

　支氣管氣喘是由淋巴球等白血球引發的炎症反應。換句話說就是因為產生過敏性炎症，氣喘因而發作。然而一旦得了支氣管氣喘的人，之後也會由於各種和免疫反應無直接關係的反應，而引發氣喘症狀。

　下雨的夜晚或是暴雨交加的颱風夜，醫院急診室的氣喘患者會增加，此一現象廣為人知。原因認為是由於天氣變化，造成自律神經失調。

　雖然不是所有氣喘患者都一樣，但心理狀態不穩的人，或是對外界刺激有過大反應的人，很容易受到心理上的壓力，因而誘發氣喘。

　如右表所示，氣喘的原因很多。然而即使是由這些原因造成氣喘，但治療法仍有很大的不同。一般而言，會使用氣管擴張藥或抑制發炎的藥物。

　重要的誘發因素會使呼吸器官感染。感冒或支氣管炎發作時，氣喘惡化的現象極為易見。淋巴球或嗜中性白血釋放出的細胞激素，被認為是原因之一。

造成氣喘的原因物質（過敏原）

（A）吸入性	
屋塵、塵蟎 ※小兒氣喘中約80%確認是塵蟎過敏。	
黴菌類 寵物（貓、犬、鳥等）的毛、皮垢 花粉（杉、檜等） ※但由於杉樹花粉粒子較大，因杉樹花粉引起氣喘的兒童極少	

（B）食物性	（C）藥物性
牛奶 蛋 大豆 米 蕎麥 烏賊、螃蟹、蝦子 鯖魚	抗生劑 解熱劑
	（D）金屬性
	補牙材質 耳環 錶帶

※紅字部分表示易造成氣喘休克

造成氣喘的原因物質（過敏原）

小兒氣喘的特徵
①家族中有氣喘的人很多 ②做了血液檢查或皮膚檢查後大多能知道原因。多為塵蟎。 ③在氣喘前同時患有異位性皮膚炎或花粉症、蕁麻疹、藥物過敏等其他過敏性疾病。 ④適切治療及注意日常生活的管理，到青春期後症狀會減輕或消失。（緩解）

成人發作型氣喘的特徵
①家族中鮮少有罹患包含氣喘等過敏疾病的人 ②即使做了血液檢測或皮膚檢查，也找不出原因。 ③沒有花粉症或蕁麻疹、藥物性過敏等。 ④會因感冒或支氣管炎後，或懷孕或生產等契機而突然發作

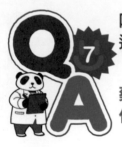

**阿斯匹林氣喘是由於
過敏反應而引起的嗎？**

**藥物的成分雖是原因，
但嚴格來說並不算過敏。**

　　與吸進屋塵等而引起的過敏反應不同，阿斯匹林氣喘是由其他機制所造成的。

　　服食阿斯匹林後，在白血球的細胞膜中，會抑制前列腺素此一物質的產生，取代的是白三烯類會增加，白三烯類是會使支氣管強烈收縮、讓氣喘發作的物質，因此造成阿斯匹林氣喘。

　　未經醫師診斷便自行購入市售解熱鎮痛劑，未詳細理解便服用後，可能造成阿斯匹林氣喘的危險，阿斯匹林氣喘多比一般氣喘更嚴重或更加惡化。嚴重的氣喘症狀出現而至急診醫院報到的成人中，已知有二到三成是由阿斯匹林氣喘引起的。

　　阿斯匹林類的解熱鎮痛劑，雖是很容易使用的便利藥品，但重要的是，過敏體質者需多加小心。兒童患阿斯匹林氣喘的例子不常見。

　　至於是否罹患阿斯匹林氣喘，最後的診斷方式為吸入測試。讓患者吸入極少量的阿斯匹林，調查氣喘有無被誘發，但由於阿斯匹林氣喘會突然嚴重發作的例子不少，這種吸入負荷測試也伴隨著相當的危險。

　　在做這種測驗時，需要在對特殊的負荷測試上有相當成效的專門醫院進行。依自身判斷來做的話非常危險，請大家注意。

使氣喘發作的數道大門

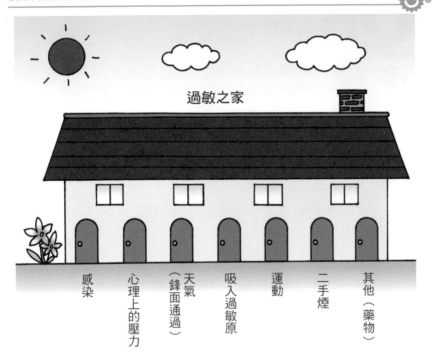

過敏之家

感染

心理上的壓力

天氣（鋒面通過）

吸入過敏原

運動

二手煙

其他（藥物）

部分市售的解熱鎮痛劑中，含有可能造成過敏的阿斯匹林

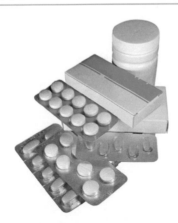

©nehbitski-Fotolia.com

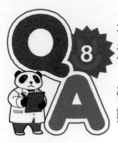

Q8 有沒有花粉症最根本的治療法？

A 確實有非常有效的治療法，但是需要數年間極有耐性的定期赴醫院治療。

　　一般的治療是使用內服抗組織胺藥或點鼻藥，當還是無效時，就會使用類固醇點鼻藥。而在症狀明顯、花粉滿天飛的時期，如果花粉症對日常生活經常造成困擾，也有減敏療法此一選擇。

　　減敏療法是免疫療法的一種，約從1920年起，花粉症開始以減敏療法做為治療方式之一。

　　將杉樹花粉的精華稀釋到數千萬分之一的程度後，每週注射1～2次，如此可以在體內產生阻斷抗體，使杉樹花粉這個過敏原無法與IgE抗體結合。同時間由於淋巴球的活性化被抑制、細胞激素的產生減少之故，對抗杉樹花粉症症狀的抵抗力便增強了。醫學上已確認此治療法十分有效，並能減少內服抗組織胺藥或點鼻藥的使用。

　　然而由於此治療法一定要持續2～3年才會出現效果，所以對於抽不出時間的人並不推薦。但如果持續治療一段時間後，之後即使停止注射花粉精華，在杉樹花粉開始飛舞時，也有例子是阻斷抗體仍能自然地再度產生，使症狀改善。

　　此治療法還有另一個缺點，那就是有時在注射10～15分鐘後，血壓會下降或呼吸困難，因此建議要找對此治療十分熟悉的專業醫師為宜。

花粉症的治療法

（1）藥物治療法

藥（內服藥、點鼻藥）的種類有抗組織胺藥、抗過敏藥、類固醇，其中內服的抗過敏藥，要在花粉季開始的前一個月開始服用。

（2）對鼻子噴點鼻藥

以血管收縮藥噴鼻子，雖能使鼻子暢通但效果持續時間短。當血管收縮藥或抗過敏藥的點鼻藥都無效時，就要使用類固醇點鼻藥。

（3）減敏療法

將杉樹花粉的精華稀釋數千倍，每週注射1～2次，可以增強抵抗力、減輕症狀。因症狀減輕，使用的劑量會減少，但是每週1～2次的赴院治療需花上數年時間。

（4）外科治療法

過去常使用此治療法，但會有復發、眼乾等副作用，故現在不太實施此治療法。現有雷射治療（照射雷射光，使會造成炎症的黏膜改變性質），但3、4年後復發的例子也很多。

每到春天，很多人一定都會覺得如果沒有花粉症該有多好。

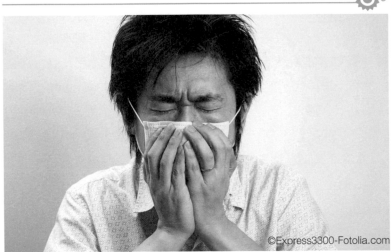

©Express3300-Fotolia.com

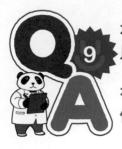

**花粉症或其他過敏性疾病，
以後可能會有新的治療法出現嗎？**

**有一種治療法是注射「抗IgE抗體」，
但只對重度氣喘患者有效。**

　　現在已開發出抗IgE抗體這種注射治療法。是在杉樹花粉與IgE抗體結合之前，使抗IgE抗體先與杉樹花粉結合，以防止杉樹花粉和IgE抗體結合的治療法。不像減敏療法需要每週注射，杉樹花粉症患者在花粉開始飛舞前的一月開始，及二月、三月、四月每個月注射一次即可，大幅改善減敏療法伴隨的時間問題。數年前，在杉樹花粉飛散量極大的時期，曾做過此藥物的治療實驗（調查新藥有沒有效），讓人驚訝的是，每個月注射一次此藥的患者，幾乎不再需要內服藥了。

　　接著進行過敏性氣喘的治療實驗。請患有代表性過敏性氣喘「貓（寵物）過敏」的患者當被實驗者。每個月注射一次的治療共進行5～6次，療程結束後，對貓過敏的各種症狀也有了顯著的改善。這種新的治療法，對於明確知道原因物質（過敏原）類型的過敏患者來說，雖然非常有效，但仍有一個缺點，那就是費用昂貴。美國注射一管要600美元，而日本則在2008年認可對於重症氣喘患者，此治療適用於保險。

　抗體是縮胺酸的一種，利用此原理調整抗體反應的「縮胺酸治療」，現在正在進行治療實驗中，這也是新的免疫療法之一。

抗IgE抗體注射的功能

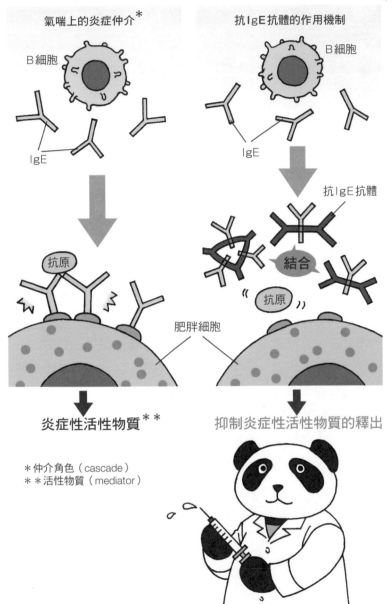

氣喘上的炎症仲介*

B細胞

IgE

抗原

肥胖細胞

炎症性活性物質**

＊仲介角色（cascade）
＊＊活性物質（mediator）

抗IgE抗體的作用機制

B細胞

IgE

抗IgE抗體

結合

《 抗原 》

抑制炎症性活性物質的釋出

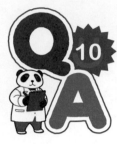

花粉症會出現全身症狀（發熱、全身倦怠感）嗎？

也會出現極強的全身症狀，這時診斷會較困難。

花粉症一般而言，症狀會出現在眼睛或鼻子上。有時會出現皮膚炎，或是以前就有的濕疹（異位性皮膚炎）惡化。

與上述症狀不同，在杉樹花粉飛散的時期，有人偶爾會出現與一般的花粉症完全不同的全身症狀，如持續發微燒（37度半左右），加上從傍晚到夜間溫度上升等的症狀，以及全身（關節）痛或倦怠感、無力感等。

症狀輕微時，內服抗組織胺藥或是使用點鼻藥雖然有效，但症狀嚴重時，也可以實行前述的減敏療法使燒退、改善症狀。可以說減敏療法是現今治療花粉症重症的決定關鍵。

在成人身上有時會出現的症狀，在兒童身上也可以見得到。原因不明的微燒持續數週，且全身狀態不佳時，也需注意可能是風濕疾病或惡性疾病。也有例子是當做了惡性疾病檢查仍未發現異常，而開始去專門診所就醫時，才發現是伴隨全身症狀的花粉症。

這種疾病的症狀不太會出現在眼睛或鼻子上，而是產生較強的全身性症狀。因此需花上一段時間診斷的病例也時有所見。

花粉症造成的全身症狀

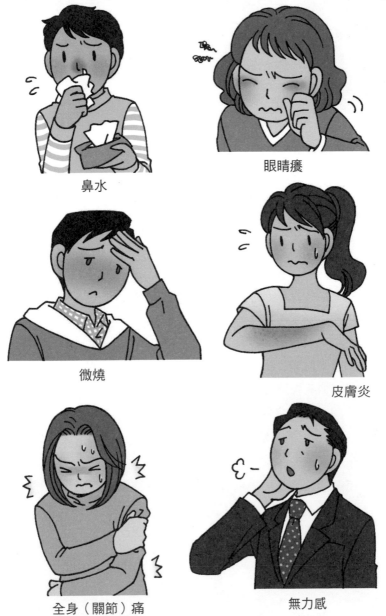

鼻水

眼睛癢

微燒

皮膚炎

全身（關節）痛

無力感

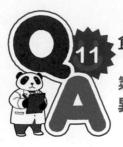

11 食物過敏會出現什麼樣的症狀？

氣喘、暈厥、脈搏快慢不一、蕁麻疹、異位性皮膚炎、腹瀉嘔吐等非常多症狀。

　　如p.88頁圖所示，食物過敏的疾病會依不同器官而產生不同的症狀。呼吸器官會產生支氣管氣喘。喉頭是發出聲音的場所，聲帶部位浮腫的喉頭浮腫，患者會覺得喉頭很緊，無法充分吸氣而呼吸困難。

　　症狀出現在循環器官的情形，心脈將血液送至身體中的力量（收縮力）低下使血壓變低，結果腦部氧氣不足，造成暈厥。或出現脈搏次數變少的心博過緩或脈搏不整等症狀。

　　鼻子或眼睛的症狀則有過敏性鼻炎或過敏性結膜炎、容易造成重聽的滲出性中耳炎。

　　馬上會出現在皮膚上的症狀有蕁麻疹等的起疹子，若皮膚的症狀持續，就會出現異位性皮膚炎。

　　消化器上則有腹瀉、嘔吐、血便等情況。

　　p.88的圖中，以橘色標示的喉頭浮腫或血壓低下等，是全身性過敏反應（休克狀態，是過敏反應中最激烈的症狀），如果不迅速治療會有生命危險。

　　並非所有的食物過敏患者都會出現這一連串的症狀，而是與體質或不小心吃入過多原因物質（過敏原）等的環境因子有關。

食物過敏引起的各種症狀

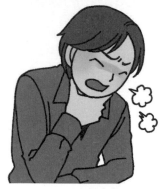

支氣管氣喘

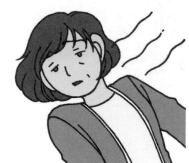

血壓過低而暈厥

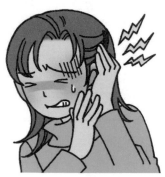

滲出性中耳炎

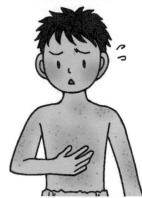

蕁麻疹、皮膚炎

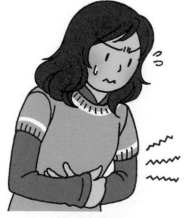

腹痛、腹瀉

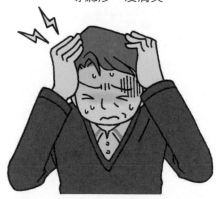

偏頭痛

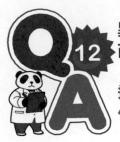

異位性皮膚炎都是因為食物的原因而造成的嗎？

12

還有屋塵或壓力等原因，但原因不明的案例也很多。

異位性皮膚炎的原因中，0～5歲中由食物造成的病例約為20％，其餘的80％是由食物以外的生活環境因素造成。2～3歲時，屋塵造成的影響也出現了，但即使這樣也只占了原因的15％。青春期之後，壓力成為壓倒性多數的原因。

異位性皮膚炎在這二十年間急速增加的原因，除了這三個因素之外，還有其他因素的影響，但由於可能的原因太多了，所以現階段原因不明的病例也很多。

食物過敏若只靠血液檢查或皮膚檢查的結果，無法找出哪種食物是過敏原。在不知道是與哪種特定食物有明確因果關係時，需要紀錄飲食、或請專業醫師執行排除測試或負荷測試。但若是全身性過敏反應者，做食物負荷測試會有危險，因此基本上不會進行此測試。

當懷疑自己是食物過敏時，兩週內不要吃可能是過敏原的食物，如果症狀變輕微，就再吃該食物看看。如果吃了以後再次出現症狀，該食物是過敏原的可能性就極高了，這時即可詢問專業醫師意見。血液檢查容易出現偽陽性反應，而食品也可能會出現20～60％的偽陽性反應，也就是說，實際上並不是過敏原，但卻出現了過敏反應，因此專業醫師間有著共通的認知，就是只靠血液檢查或皮膚檢查，是無法找出食物過敏原的。

異位性皮膚炎兩大主要因素

異位性皮膚炎

過敏以外的主因

皮膚防衛機能低下
乾燥肌
肌膚脆弱

過敏主因

過敏（異位性）體質

空氣乾燥、
磨擦過度等

過敏原
（食物、塵蟎等）

環境主因

異位性皮膚炎的病例

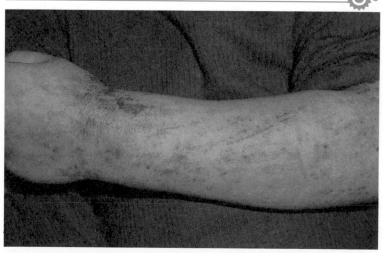

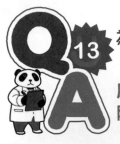

為什麼有食物過敏的兒童很多？

原因為消化機能或免疫力還在成長的階段，或是在家屬看護下容易發現等等。

成人有食物過敏的也不在少數，然而在兒童，尤其是嬰幼兒中最常見到食物過敏，而原因被認為有以下幾點。

首先是消化機能，嬰幼兒的消化機能還沒成熟，換言之，蛋白質尚未完全消化，未完全消化的大分子就這樣在血液中被吸收。像這種分子很大的蛋白質，對身體而言是一種異物，因而免疫反應起了作用，產生過敏反應。

隨著成長，消化能力提高、免疫反應也增強（這種情況稱為「免疫的寬容」，即使少量異物入侵，也不會有反應），因而不會造成過敏反應。一般認為由於此種理由，因此隨著孩童成長，食物過敏也治好了。

兒童的食物過敏，如果家人多注意的話是很容易發現的，至於成人食物過敏，只要本人不認為是食物過敏，那醫生也很難診斷。

成人如果懷疑自己有食物過敏，建議找食物過敏相關的權威醫師諮詢。平日做好吃進的食物與皮膚狀態記錄，看診時可以帶此記錄去。

消化吸收的模式

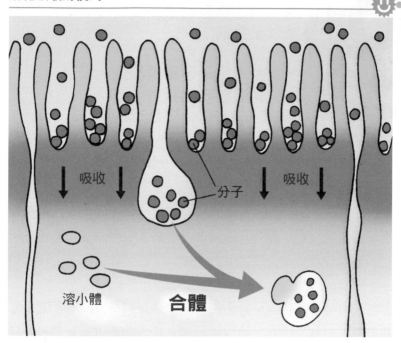

吸收　　　吸收

分子

溶小體　　**合體**

兒童異位性皮膚炎病例

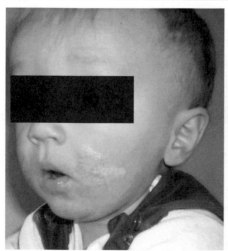

©jaro.p

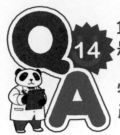

食物關連性運動引發之全身過敏反應，是什麼疾病？

特定的食品＋運動的組合，產生休克症狀的疾病。

食物關連性運動引發之全身過敏反應，是吃了特定食物之後再運動，結果造成全身性過敏反應的疾病。特定食品和運動兩個因素同時作用，造成呼吸困難或意識不明。

不可思議的是，運動或食物若只有其中一個因素存在，就不會造成全身性過敏反應。此外，造成全身性過敏反應的運動量也各有不同，一般散步或會讓人汗流浹背的運動，都可能引起全身性過敏反應。

而造成過敏的食物以魚貝類或小麥居多，但半數以上未明確顯示與特定食品有關，因此這種疾病被稱為是會造成患者強烈不安感的疾病。

治療對策方面，可以自行施打腎上腺素（EpiPen）。全身性過敏反應發作時，自行注射腎上腺素，濃度上成人為0.3mL，兒童（體重 15kg 以上）0.15mL。此藥便於攜帶，必要時也能立即隔著衣服施打。注射部位在大腿的外側。

腎上腺素是醫師在急診室時，對全身性過敏反應患者最先施打的注射藥。

多虧了腎上腺素，讓全身性過敏反應的治療有了卓越的進步。這是因為全身性過敏反應治療的大原則，就是當發作之後，在短時間內注射第一劑腎上腺素之故。

造成食物關連性運動引發之全身過敏反應機制

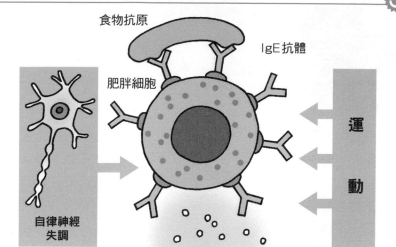

食物抗原

IgE抗體

肥胖細胞

運動

自律神經
失調

釋放出組織胺

自行注射腎上腺素（EpiPen）可抑制全身性過敏反應

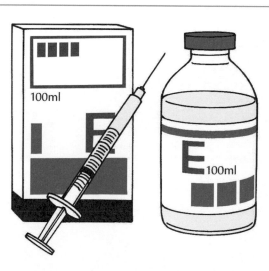

100ml

E
100ml

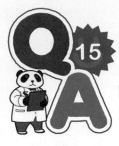

Q15 口腔過敏是什麼？

吃了特定的蔬菜或水果後，主要在口中造成的過敏反應。

口腔過敏主要是由水果或蔬菜造成的。吃了原因物質的蔬果後，會出現口內有異樣感、舌頭或喉嚨有辛辣感、上顎內側會癢、覺得有粗粗的感覺等症狀。一般認為含有原因物質的蛋白質是過敏原，但是造成口腔過敏的水果中所含的，是糖和蛋白質結合的糖蛋白。口腔過敏出現的報告在1987年，由於對此病還不太熟悉，即使診斷出是口腔過敏，但感到疑惑的患者仍然不少。

診斷是由皮膚測試和血液測試以及詳細問診來判斷。造成原因的過敏原中，如果充分加熱（100度以上），致敏性就會消失或轉輕，因此只要不生食，症狀就有可能不會發生。

例如，有病例是生吃蘋果會出現過敏症狀，但是吃了加熱的蘋果派則無異狀。但由於依個人狀況不同，還是有病例是即使食物充分加熱後，過敏還是發作。

有報告指出，這種疾病常見於花粉症患者，因此可能有相關連性。尤其在日本，有白樺花粉症的人，似乎也很容易有口腔過敏，近年來這種例子有增加的傾向。

口腔過敏的原因食物和併發症多的花粉過敏原關係

白樺	蘋果 桃子 奇異果 櫻桃	梨子 李子 堅果類
禾本科	馬鈴薯	柳橙
艾草	哈密瓜 蘋果 胡蘿蔔	西瓜 芹菜
豬草	哈密瓜 香蕉	西瓜
其他	哈密瓜 奇異果 桃子 梅子	蘋果 櫻桃 花椰菜
	番茄 蝦子 螃蟹	鮑魚 法式大蝸牛 蜆

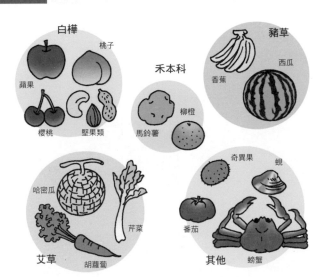

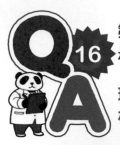

Q16 第一次吃的內服藥不會產生過敏反應，是真的嗎？

A 理論上是不會有所反應，但對構造相似的藥劑來說，還是可能發作。

　　理論上第一次使用的內服藥或注射劑、貼片（貼藥）等，會產生對應某種藥劑的IgE抗體，第二次使用後，才會產生一些過敏反應。然而有一種稱為「共通抗原性」的麻煩現象。這種現象是由於藥物在某個構造上相似的原因，所以即使嚴格來說屬於不同的藥劑，但免疫作用會把它們視為同樣的東西，結果IgE抗體便與該藥劑結合，開啟了過敏反應的關關。

　　例如有盤尼西林休克的患者，首次使用非盤尼西林的頭孢子菌素類抗生劑，但由於兩者在某部分的構造上相似，所以也可能造成類似使用盤尼西林後引發的過敏反應。保護人體免受異物侵害的免疫作用，多少會出現這樣的缺點。

盤尼西林也會造成過敏

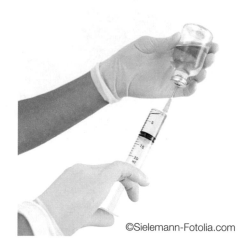

©Sielemann-Fotolia.com

致敏的機制

①為了治療而投予的盤尼西林和蛋白結合，成為過敏原→肥胖細胞與認定為抗原

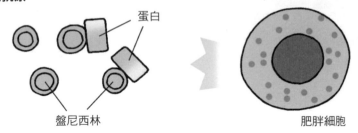

蛋白

盤尼西林

肥胖細胞

②產生了對抗盤尼西林和蛋白複合體的抗體（IgE抗體）

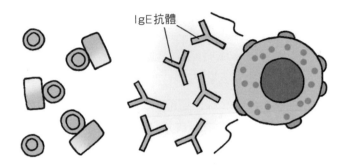

IgE抗體

③產生過敏反應

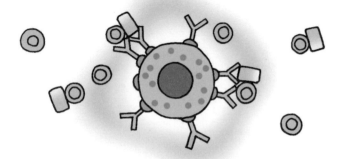

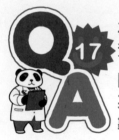

Q17 為藥物過敏所做的血液檢查和皮膚檢查，僅能做為診斷參考，是真的嗎？

A 因為分成馬上會有反應的情況，以及在某些條件下才會有反應的情況，所以只靠血液是很難診斷的。

過敏反應如右表有4種型式。

最廣為人知的是過敏原進入體內10～15分鐘後，症狀出現，稱為即時型反應。過敏原與2個IgE抗體結合，刺激肥胖細胞開始有過敏反應。服食藥物後出現蕁麻疹、休克症狀等，屬於這一型。

另一個型式是較晚出現的型式（延遲型反應）。第Ⅲ型或第Ⅳ型（主要是第Ⅳ型）就屬於此。用藥後一到兩天才出現症狀。即時型因為是由抗體引起，所以靠皮膚測試或血液檢查，在某種程度上能夠判斷得出來。相對於此，一兩天後症狀才出現的情況，以血液檢查是完全測不出來的。這種延遲出現的反應，是由淋巴球造成的。

更麻煩的是，進入體內的藥物本身不會成為過敏原，而是與血液中的蛋白質結合後才變成過敏原。或是藥物在體內被代謝，構造改變後才變得具有過敏性質，使問題更加複雜化。

基於以上理由，藥物過敏的場合和花粉症等有所不同，靠血液檢查或皮膚檢查能夠判斷出來的例子很少。

過敏反應表（四類型）

	Ⅰ型	Ⅱ型	Ⅲ型	Ⅳ型
相關抗體	IgE、IgG	IgG、IgM	IgG、IgM、IgA	
代表性疾病	・外因性支氣管氣喘 ・全身性過敏反應休克 ・急性蕁麻疹 ・過敏性鼻炎	・自體免疫性溶血性貧血 ・血小板低下紫斑症 ・顆粒性血球減少	・結締組織疾病	・接觸性皮膚炎 ・結核空洞 ・器官移植時的排斥現象

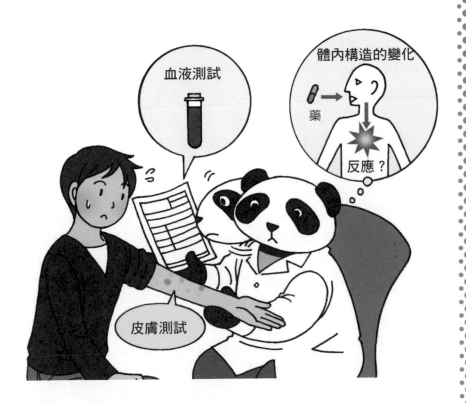

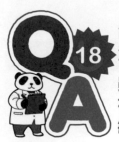

能診斷出藥物過敏的決定性關鍵是什麼？

雖有置入少量藥物至體內觀察反應的負荷測試，但此方法卻可能引起全身性過敏反應。

Q17中解說了血液檢查或皮膚檢查並非可以診斷出藥物過敏的決定因素，那麼要如何才能診斷出是藥物過敏呢？

內服負荷測試或吸入負荷測試、黏膜負荷測試等，是將少量藥劑置入體內，再確認反應的試驗。然而，與間接性的血液檢查不同，內服負荷測試或吸入負荷測試由於經常可能出現休克反應（過敏性全身反應），所以一般而言不進行此種負荷測驗。只有在無論如何都想要知道此藥物是否能夠使用時，顧及最糟的情況是發生休克反應的危險，會在15分鐘內一邊密切觀察患者狀態，一邊讓患者內服或吸入藥物，而份量則是通常一次劑量的數分之一。

其中由於阿斯匹林過敏可能會引起嚴重的反應，而內服十分危險，所以會先從吸入極少量開始。此外因內服阿斯匹林而造成阿斯匹林氣喘的患者，因為即使是使用貼布型藥物也會有反應，所以實行的是吸入測試。

考慮到可能引起生命危險的史蒂芬強生症候群（皮膚或黏膜過敏症的一種，原因是病毒感染或藥物副作用等）時，一般會避免使用進行負荷測試。

吸入式負荷測試

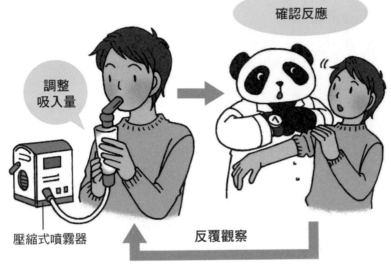

調整
吸入量

確認反應

壓縮式噴霧器

反覆觀察

內服式負荷測試

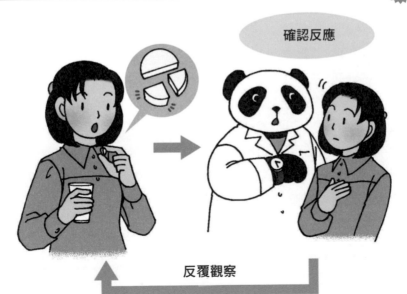

確認反應

反覆觀察

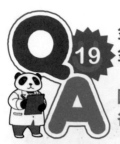

金屬過敏時，為什麼沒有接觸到金屬的部位也會出現症狀？

因為呈致敏狀態的淋巴球在體內各處移動，受到刺激時就會發炎。

金屬過敏的原因，是與金屬接觸的皮膚吸收了原因物質，接收到致敏訊息的淋巴球就會回到體內的淋巴組織，傳達此訊息。接著，收到致敏訊息的淋巴球就會以血液和淋巴液為媒介，到達身體各個部位。此一淋巴球一受到刺激，被活性化的部位就會發炎。

與耳洞接觸的金屬因為是造成過敏的原因，所以接觸到的部位會變紅、發炎而流膿，這點大家都很清楚。然而未接觸到的部位也會產生皮膚炎，這是因為上述的機制所造成的。

如前面所述，過敏反應會因與反應相關的細胞（免疫細胞，主要是白血球）種類不同，過敏發作的時間也會有差別。黏膜、皮膚或氣管等與過敏原接觸後，該部位的肥胖細胞和過敏原起反應，便釋出組織胺或其他化學傳達物質，10～15分鐘之後就會出現過敏反應。這是即時型反應。而數小時後該部位會聚集一種嗜酸性白血球，被活化後的嗜酸性白血球會在該部位放出各種物質，6～8小時後發生過敏反應，這是遲發型反應。因氣喘而造成的即時型反應發作被抑制之後，若再度出現症狀的話，就屬於此種遲發型反應。金屬過敏在24～48小時後發作，與過敏原接觸後，在時間上更晚出現的反應是延遲型反應。

金屬過敏的貼膚試驗

在特殊膠布上放一組試劑（其中一個為比較用的生理食鹽水），貼在皮膚上。

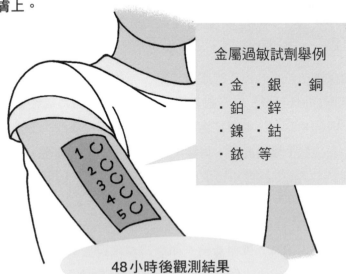

金屬過敏試劑舉例

· 金 · 銀 · 銅
· 鉑 · 鋅
· 鎳 · 鈷
· 銥 等

48小時後觀測結果

陰 性

陽 性

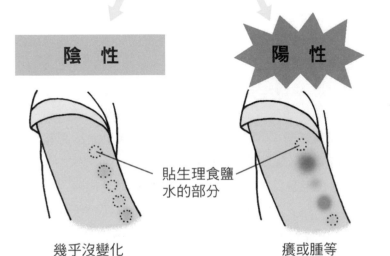

貼生理食鹽水的部分

幾乎沒變化

癢或腫等

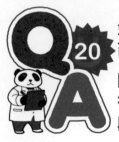

金屬過敏時為什麼不是做血液檢查，而是使用貼膚試驗？

因為對金屬有反應的淋巴球在血液凝固後就會消失，但等到出現反應前需要一段時間。

　　過敏反應依照症狀出現時間的長短，分成即時型和延遲型。即時型的反應在原因物質（過敏原）進入體內10～15分鐘後發作。屋塵氣喘或寵物氣喘、杉樹花粉症或食物、藥等造成的全身性過敏反應（休克症狀）屬於此種。過敏反應的主角是肥胖細胞，在肥胖細胞表面結合的IgE抗體和過敏原附著後發生反應，因此檢查有沒有IgE抗體即可。

　　IgE抗體存在於血液中，所以要抽血檢查。當患者懷疑自己有花粉症或食物過敏時，做血液檢查如果沒發現與過敏原結合的IgE抗體，醫師會告訴患者「你是陰性」；而如果有相當多IgE抗體，醫師則會跟患者說明：「是陽性，有很強的反應」。

　　相對的，金屬過敏反應的主要角色是淋巴球（T細胞）。淋巴球和抗體（蛋白質）是不同的物質，抽血血凝固後淋巴球就會死亡。而且與淋巴球相關的反應，皮膚會經過1～2天（通常是2天）才會發炎（過敏反應），因此要將可能是過敏原的金屬檢查液貼在皮膚上48小時，再觀察該皮膚部位有沒有產生淋巴球聚集的炎症反應（此實驗稱為貼膚試驗）。像這種與過敏原接觸後直到反應發生為止需花上一段時間的，稱為延遲性反應。

　　此延遲性反應最為人所知的例子是皮膚結核性測驗，用以判讀是否感染結核。將少量檢查液注射至皮膚內，48小時後依該部位有沒有變紅，來判定有無感染。

　　過敏反應的即時型反應和延遲型反應，因為依反應的主角不同，而用不同檢查方法來觀察。

金屬過敏測試的試劑

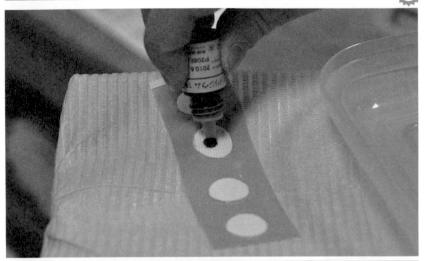

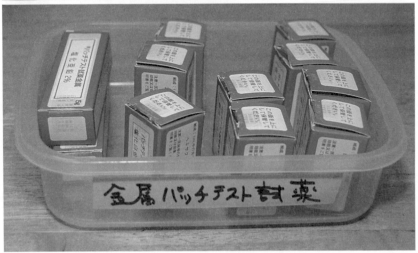

血液測試可以得知的過敏原例（注：實施內容依醫院而不同）

花粉（春）		花粉（春～夏）		花粉（夏～秋）	
雜草	蒲公英（屬）	禾本科植物	鴨茅 香黃花茅 提摩西牧草 狗牙根草 黑麥草 小麥（花粉） 大看麥娘 草地早熟禾 葦狀羊茅 小糠草	禾本科植物	葦 雀稗（屬） 強生草
樹木	杉 檜 白樺（屬） 榛（屬） 杜松（屬） 金合歡（屬） 柳（屬） 橄欖	雜草	法蘭西菊 小酸模 車前草	雜草	豬草 一支黃花 葎草 三葉裂豬草 裸穗豬草 苦艾 藜 蕁麻（屬）
		樹木	松（屬） 櫟（屬） 山毛櫸（屬） 楓（屬） 桑（屬） 榆（屬） 胡桃（屬）		

真菌	動物表皮	昆蟲
青黴菌屬 芽枝黴菌 麴菌 白黴菌 鏈格菌 念珠球菌 長蠕孢黴菌 皮屑芽孢菌 紅癬菌	貓的皮垢 狗的皮垢 狗的表皮 馬的皮垢 牛的皮垢 鴿子糞便 鵝毛 雞毛 鴨毛 小鸚哥糞便 小鸚哥羽毛 小鸚哥血清蛋白 天竺鼠表皮 老鼠 白老鼠 倉鼠表皮 山羊表皮 綿羊表皮 兔子表皮 豬表皮	蜜蜂 胡蜂 家長腳蜂 蟑螂 搖蚊（成蟲） 伊蚊（屬） 蛾
塵蟎		**職業性過敏原**
歐州室塵蟎 粉蟎 粗足粉蟎 食鱗蟎 腐食酪蟎		絹 車前草種子 異氰酸鹽 TDI 異氰酸鹽 MDI 異氰酸鹽 HDI 環氧乙烷 酞酐 福馬林 乳膠
室內塵		**寄生蟲**
屋塵1 屋塵2		迴蟲 包蟲 海獸胃線蟲

食物過敏原			
蛋類	蛋黃 蛋白 卵類黏蛋白	穀物類	小麥 黑麥 大麥 燕麥 麥芽 玉米 米 蕎麥 黍 小米 稗
牛奶類	牛奶 α乳白蛋白 β乳球蛋白 酪蛋白 乳酪 黴乳酪		
肉類	豬肉 牛肉 雞肉 羊肉	蔬菜	番茄 胡蘿蔔 馬鈴薯 番薯 山藥 大蒜 洋蔥 筍 芹菜 巴西里 菠菜 南瓜
魚貝類	鱈魚 鮪魚 鮭魚 鯖魚 竹筴魚 沙丁魚 石鰈 烏賊 章魚 螃蟹 蝦子 龍蝦 紫貽貝 干貝 蛤蜊 牡蠣（貝） 鮭魚卵 鱈魚卵		
		水果類	柳橙 草莓 蘋果 奇異果 哈密瓜 西瓜 芒果 香蕉 西洋梨 桃子 酪梨 葡萄柚
豆、點心類	豌豆 花生 大豆 榛果 菜豆 巴西胡桃 杏仁 椰子 可可 芝麻 芥末 胡桃	其他	麩質 啤酒酵母

其他
吉利丁 金黃色葡萄球菌腸毒素B 金黃色葡萄球菌腸毒素A 綿

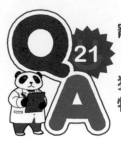

寵物過敏的過敏原是什麼？

狗的過敏原是上皮、貓的過敏原是分泌物，依動物種類各有所不同。

寵物過敏的過敏原，依動物種類而各不相同。

狗的過敏原在上皮，也就是污垢、皮屑、毛等。因此如果幫狗洗澡或泡澡，過敏原就能大幅減少。關於洗澡，如果是拉布拉多等喜愛玩水的狗是沒有問題的，但近年來增加的玩賞用小型犬，需要先和獸醫相談是否可以幫牠們洗澡。若狗狗無法洗澡或泡澡，雖然可以用擦拭毛皮的方式清潔，但這時就無法完全除去皮屑或污垢。

至於貓則有兩個問題。第一個問題在於，肛門周圍的皮脂腺產生的分泌物會成為過敏原，此分泌物的特性就是問題所在。分泌物附著在家具上，等到乾燥之後會變成細小的微塵在房間中飛揚。麻煩的是，這種微塵就像接著劑一樣會緊緊附著在天花板或家具上。它的黏著性非常強，很難掉落。因此即使貓不存在了，貓的過敏原還是無法消除，經過數個月後也只會減少一半，可說是非常不好對付的東西。

第二個問題點是，討厭洗澡的貓咪非常多。即然不能幫貓洗澡，貓的身上就滿滿都是過敏原，即使用擦拭身體的方式，也沒有多大效果。就算擦乾淨了，之後還是要清潔貓咪身體。但麻煩的是，貓的唾液中也含有過敏原。

公貓特別容易有皮脂腺的分泌物，在發情期還會增加。若結紮之後，分泌物的量會略微少一點。也有例子是因貓而氣喘的患者，將養的公貓結紮之後，氣喘便不再發作了。雖然過敏性鼻炎沒有改

善，但因氣喘造成的呼吸困難消失了，所以還是會感到舒服。

　　天竺鼠或倉鼠等嚙齒類，尿裡的蛋白質是造成過敏的原因。因此要經常更換籠子底下鋪的木屑或報紙等。當鋪著的這些木屑或報紙附著上了動物的尿液，乾燥後會在空中飛散，在房間漫天飄舞。更有甚者，如果加上動物又咕嚕嚕的跑動，空中飛散的過敏原量會變得更多。

狗的過敏原

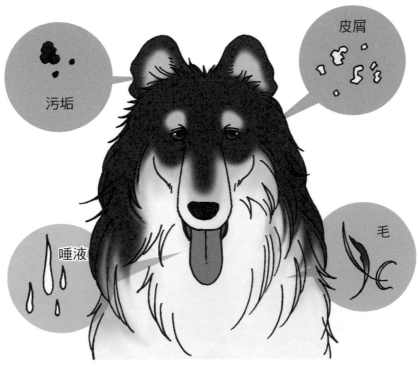

貓的過敏原

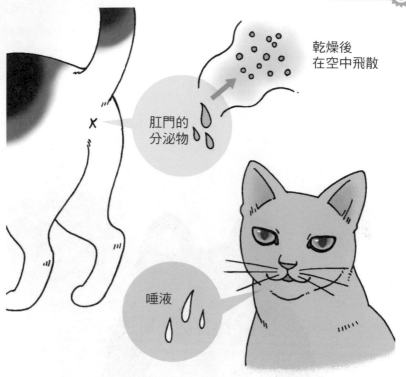

乾燥後
在空中飛散

肛門的
分泌物

唾液

囓齒類的過敏原

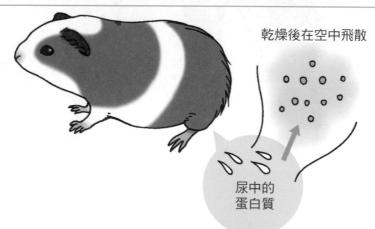

乾燥後在空中飛散

尿中的
蛋白質

《 參 考 文 獻 》

『赤ちゃんと子どもの　　　　　　主婦の友社（編）、永倉俊和（監）
アトピー＆アレルギーBOOK』　　（主婦の友社、2004年）

『大人のアトピー、アレルギー＆皮膚の悩み　　永倉俊和
相談室−あなたもアレルギーかもしれない!?』　（主婦の友社、2007年）

『アレルギーナビゲーター』　　　森田寛・宮地良樹・永倉俊和・岡本美孝（編）
　　　　　　　　　　　　　　　　（メディカルレビュー社、2001年）

『ぜん息の治療とセルフケア』　　永倉俊和
　　　　　　　　　　　　　　　　（メディカルレビュー社、1998年）

『アレルギー疾患イラストレイテッド』　森田寛・永倉俊和（編）
　　　　　　　　　　　　　　　　（講談社、1998年）

『図解 アトピー、アレルギーの治し方』　奥平博（監）
　　　　　　　　　　　　　　　　（主婦の友社、1995年）

『アレルギー』　　　　　　　　　矢田純一
　　　　　　　　　　　　　　　　（岩波書店、1994年）

『アレルギーとアトピー』　　　　矢田純一
　　　　　　　　　　　　　　　　（裳華房、2001年）

『トコトンやさしい免疫・アレルギーの本』　村口篤
　　　　　　　　　　　　　　　　（日刊工業新聞社、2005年）

索　引

50則史上最偉大的科學理論 物理‧化學篇

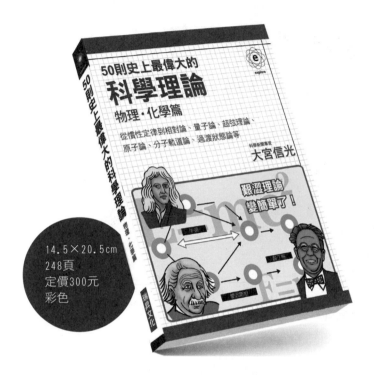

14.5×20.5cm
248頁
定價300元
彩色

挑戰身邊疑問，探索偉大科學！

　　人類從紀元前的遠古時代便不斷挑戰解開身邊的「為什麼」。而本書就是彙整這些物理與化學的成果。

　　從牛頓力學到熱力學、相對論、量子力學、超弦理論、化學鍵、有機化學、元素、化學元素等，由理論概要循序漸進至理論發展逐步解說，希望讀者們能充滿期待並樂在其中。

50則史上最偉大的科學理論 宇宙・地球・生物篇

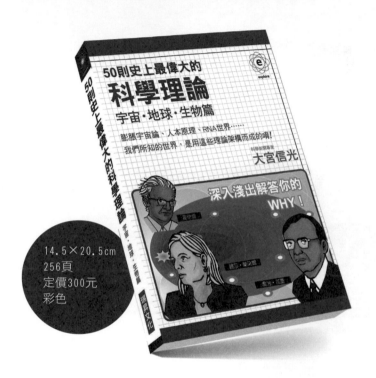

14.5×20.5cm
256頁
定價300元
彩色

我敢發誓，沒有科學理論
我絕對不知道地球是繞著太陽轉！

　　人類是從何而來，地球的原貌又是如何，這個世界會有毀滅的一天嗎？……
　　從古至今，藉由不斷的問「為什麼」，生命的起源與演進，以及世界的運作方式，
就在疑問的探索中，逐一被揭開。
　　科學理論將會幫助我們，深入且有系統地認識我們所存在的世界。
　　不盲從、不迷信！讓我們跟著書中所述，來一窺世界的真相吧。

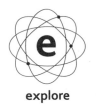

explore

探索「科學世紀」

由於誕生於 20 世紀的廣域網路與電腦科學，科學技術有了令人瞠目結舌的發展，高度資訊化社會於焉到來。如今科學已經成為我們生活中切身之物，它擁有的強大影響力，甚至到了要是缺少便無法維持生活的地步。

『explore 系列』期望各位讀者可以藉由閱讀，進而對我們所身處的，號稱由「科學」領航的 21 世紀有著更深刻的認識。為了讓所有人理解在資訊通訊與科學領域上的革命性發明與發現，本系列從基本原理與機制，穿插圖解以簡單明瞭的方式解說。對於關心科學技術的高中生、大學生或社會人士來說，explore 系列不僅成為一個以科學式觀點領會事物的機會，同時也有助於學習邏輯性思考。當然，從宇宙的歷史到生物遺傳因子的作用，複雜的自然科學謎團也能以單純的法則簡單明瞭地理解。

除了提高基本涵養，相信 explore 系列亦能成為各位接觸科學世界的導覽，並且幫助您培養出能在 21 世紀聰明生活的科學能力。

TITLE

過敏，先認識再根治

STAFF

出版	瑞昇文化事業股份有限公司
作者	永倉俊和
插畫	高村かい
譯者	呂丹芸

總編輯	郭湘齡
責任編輯	王瓊苹
文字編輯	林修敏、黃雅琳
美術編輯	李宜靜
排版	執筆者設計工作室
製版	昇昇興業股份有限公司
印刷	桂林彩色印刷股份有限公司

戶名	瑞昇文化事業股份有限公司
劃撥帳號	19598343
地址	新北市中和區景平路464巷2弄1-4號
電話	(02)2945-3191
傳真	(02)2945-3190
網址	www.rising-books.com.tw
Mail	resing@ms34.hinet.net

初版日期	2011年8月
定價	300元

國家圖書館出版品預行編目資料

過敏，先認識再根治／永倉俊和作；
呂丹芸譯.
-- 初版. -- 新北市：瑞昇文化，2011.07
208面；14.5×20.5公分

ISBN 978-986-6185-59-5 (平裝)

1.過敏性疾病　2.保健常識

415.74　　　　　　　　100012471

ALLERGY NO FUSHIGI
Copyright © 2010 TOSHIKAZU NAGAKURA
Originally published in Japan in 2010 by SOFTBANK Creative Corp.
Chinese translation rights in complex characters arranged with
SOFTBANK Creative Corp. through DAIKOSHA INC., JAPAN